건강의 시크릿
요가

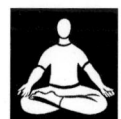

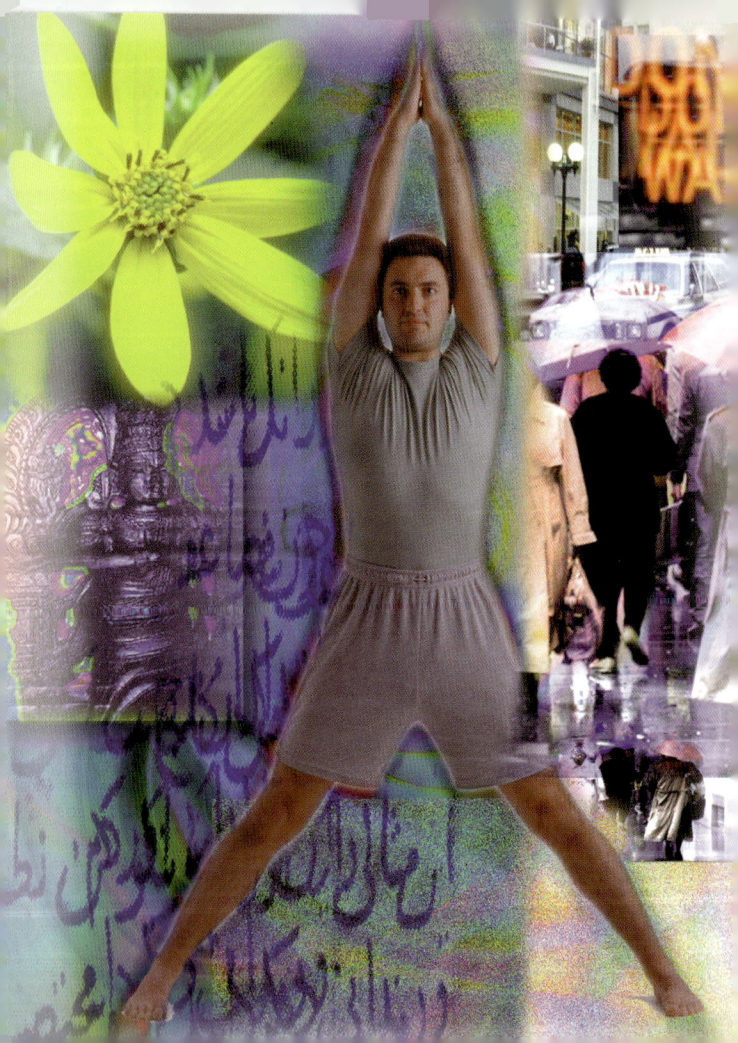

건강의 시크릿
요가

스트레칭·호흡·집중으로 몸과 마음의 조화를 이룬다

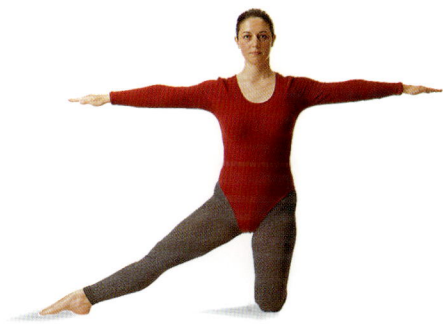

제니 비틀스톤 지음
김영설·박영배 번역 및 추천

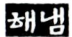

SECRETS OF YOGA

Copyright © 2001 The Ivy Press Limited
Korean translation rights © 2009 Hainaim Publishing Co Ltd.
All rights reserved.
Printed and bound in China.

Published by arrangement with The Ivy Press Limited,
The Old Candlemakers, West Street, LEWES, East Sussex, UK
through Amo Agency

이 책의 한국어판 저작권은 아모 에이전시를 통해 저작권자와 독점 계약한
해냄출판사에 있습니다. 신 저작권법에 의해 한국 내에서 보호를 받는
저작물이므로 무단 전재와 무단 복제를 금합니다.

차례

이 책의 사용법	6
왜 요가인가?	8
요가의 역사 및 유파와 행법	10
요가 입문	22
10가지 기본 자세 연습	34
꼭 알아야 할 전통 요가 자세	66
단계별 셀프 요가 프로그램	202
추천의 말	216
관련 단체	217
용어 해설	218
찾아보기	220

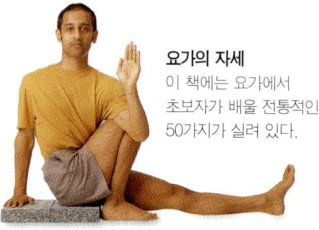

요가의 자세
이 책에는 요가에서
초보자가 배울 전통적인 자세
50가지가 실려 있다.

이 책의 사용법

이 책은 요가를 시작하는 사람을 위한 입문서이지만, 요가를 가르치는 지도자나 수준 높은 요가를 습득하려는 경험자에게도 좋은 책이다. 첫째 장에서는 요가가 어떻게 발전되어 왔는지 알아본다. 둘째 장에서는 요가의 기본 원칙을 알아보고, 셋째 장에서는 기본 자세 열 가지를 소개한다. 넷째 장에서는 전통적인 요가 자세 40가지를 일반적으로 배우는 순서대로 소개하고, 마지막 장에서는 요가 입문 과정의 마무리로서 스스로 해볼 수 있는 연습 프로그램을 설명하고 있다.

난이도

자세의 난이도에 따라 세 가지 단계로 나누어 표시했다.

 초보자용: 요가를 처음 배우는 사람을 위한 자세

 중급자용: 조금 발전된 자세로, 셋째 장의 기본적인 자세를 조금이라도 연습해 본 사람을 위한 자세

 상급자용: 난이도가 높은 자세. 몸이 유연한 사람을 위한 자세

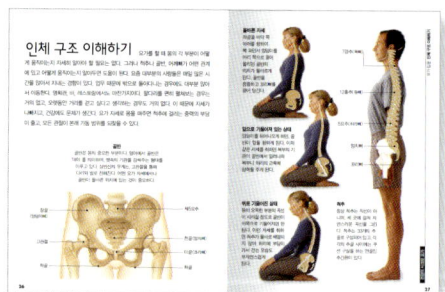

기본적인 지식
실제로 요가를 시작하기에 앞서 몸과 호흡에 대한
지식과 올바른 자세를 취하는 방법을 배운다.

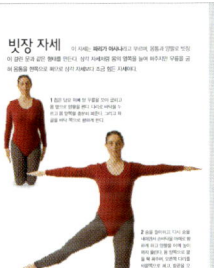
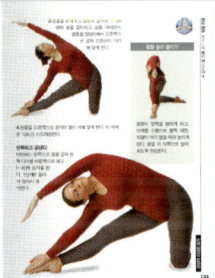

자세

컬러 면에서는 요가 자세의 이름과 목적, 또 그 자세가 어떤 작용으로 몸에 영향을 미치는지 알기 쉽고 자세하게 설명한다. 사진에는 번호가 붙어 있으며, 설명에 따라 순서대로 따라하면 자세를 완성할 수 있다.

분석

흑백 면에서는 각각의 자세를 자세히 설명한다. 설명뿐 아니라 동작의 요점을 따로 선으로 표시해 언급했다. 또한 몸을 펴는 방향을 화살표로 나타냈다.

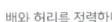

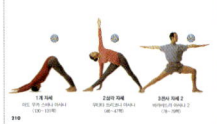
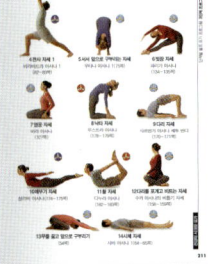

스스로 해보는 연습 프로그램

마지막 장에는 전통적인 요가 자세 50가지 중에서 몇 종류를 조합하여 집에서 스스로 해볼 수 있는 연습 프로그램을 소개한다.

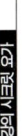

왜 요가인가?

오늘날 보급되어 있는 수많은 신체 단련 운동 중에서 요가는 역사가 가장 오래되어, 전 세계에는 수많은 요가 교실과 강좌 프로그램이 있다. 이것은 고대의 기술이 21세기를 살아가는 사람들에게도 실제적인 의미가 있음을 증명하는 것이다. 요가의 뿌리는 남아시아 지방에서 4,000년의 시간 동안 깊이 묻혀 있었으나, 요가라는 나무가 성장함에 따라 여러 개의 가지로 갈라져 발전해 왔다. 요가는 명상이며, 철학이고, 영창(詠唱)이며, 깊고 주기적인 호흡이고, 단련을 통한 치유법이기도 하다.

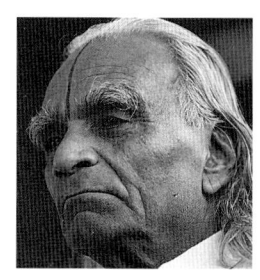

현대의 지도자
20세기에 인도의 B. K. S. 아헹가가 창시한 '아헹가 요가'의 큰 인기는 현대인에게 요가가 얼마나 중요한지 보여준다.

조화 되찾기

'요가'는 '결합'을 뜻한다. 점차 분열되어 가는 현대 사회에서 요가는 조화를 되찾는 방법을 알려준다. 요가는 몸과 마음, 그리고 마음과 영혼을 어떻게 통합시키는지 가르쳐준다. 또한 몸의 건강과 기력을 증진시키고, 안정감을 느끼게 한다. 요가는 21세기를 살아가는 우리의 불안이나 스트레스를 해소하고, 몸과 마음을 이완시켜 준다. 또한 마음의 동요나 정서적 긴장을 균형 잡힌 마음과 명확한 사고로 바꾸어준다.

이 책은 10대에서부터 90세를 넘는 사람에 이르기까지 모든 초보자를 위한 책으로, 요가를 배우고 싶어 하거나 시작하려는 사람에게 도움이 될 것이다. 요가를 집에서 배우거나, 요가 교실에서 배우는 동안 혼자 연습하는 데에도 유용하다. 요가에 대한 기본적인 정보뿐만이 아니라, 전통적으로 내려오는 50가지 자세와 이를 이용한 현대적 요가 자세도 소개한다.

주의사항

약을 복용 중인 사람, 수술을 받은 지 얼마 안 된 사람, 병을 오래 앓고 있는 사람, 최근에 상처를 입은 사람, 보행이 어려운 사람은 요가를 시작하기 전에 의사와 상의해야 한다. 건강 상태를 잘 아는, 경험 많은 지도자와 연습을 시작하는 것이 좋다.

- 고혈압이나 심장병 환자는 서서 하는 요가를 하지 않는다.
- 인공 고관절 시술을 받은 환자는 앉아서 하는 요가를 하지 않는다.
- 등에 손상을 입은 사람이나 추간판 탈출증 환자는 몸을 앞이나 옆으로 구부리거나 뒤트는 동작을 하지 않는다.
- 월경 중이거나 어지럼증이 있는 사람, 눈·귀·부비동에 문제가 있는 사람, 머리·목·허리의 상처, 고혈압, 편두통 등이 있는 사람은 어깨로 서는 동작이나 물구나무서기 동작을 하지 않는다.
- 상처 입을 위험이 있거나 통증이나 과도한 불쾌감을 주는 자세는 반드시 피한다.
- 심장병, 고혈압, 추간판 탈출증이나 등에 문제가 있는 사람은 뒤로 굽히기 동작을 하지 않는다.
- 무릎에 이상이 있는 사람은 무릎을 구부리는 동작이나 뒤로 굽히기 동작은 하지 않는다.
- 골다공증이나 등 경직증이 있는 사람은 스트레칭이나 비트는 동작을 부드럽게 하고, 뒤로 굽히거나 물구나무서기, 배 자세, 반 배 자세 등은 하지 않는다.
- 임신 중에는 요가를 새로 시작하지 않는다.

요가의 역사 및
유파와 행법

요가가 오늘날의 형태로 발전하기까지 약 4,000년이 걸렸다. 요가는 이러한 장기간에 걸친 발전 과정에서 많은 종류의 행법(行法)으로 분화되어 왔다. 어떤 행법에서는 마음과 명상에 중점을 두며, 또 다른 행법에서는 운동과 호흡에 중점을 둔다. 이 장에서는 약 4,000년 전 인도에서 발생한 요가의 기원에서부터 20세기에 들어와 요가가 전 세계로 널리 퍼지기까지의 역사를 소개한다. 저술이나 구술을 통해 전통적인 유파에 영감을 준 선각자들도 소개한다. 마지막으로 20세기까지의 중심적인 요가 지도자와 앞으로 새로운 천 년으로 이어질 현대 요가 유파와 행법의 창시자에 초점을 맞추어 설명한다.

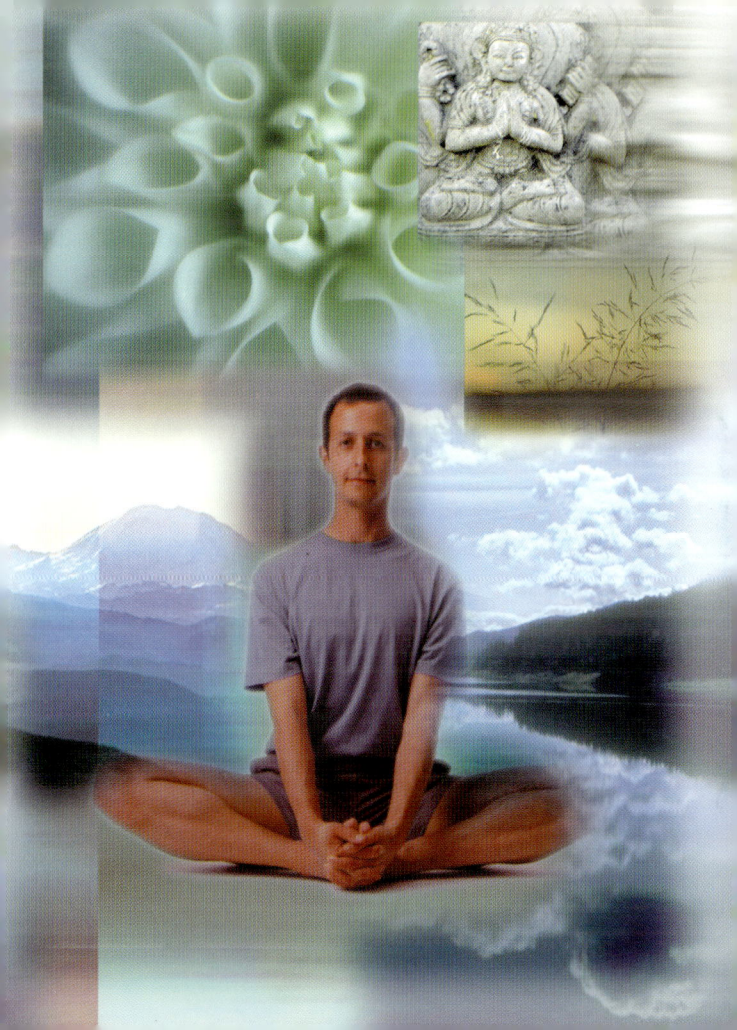

요가의 철학

대부분의 사람들은 요가를, 건강을 지키고 병을 막기 위해 구상된 운동체계라고 생각한다. 몸을 움직이는 것이 물론 중요하지만, 요가에서는 몸뿐 아니라 몸과 마음, 정신을 통합하여 다루며, 사고 과정이 중요한 요소이다.

요가는 기본적으로 철학의 하나로 서서히 발전해 왔다. 즉, 몸동작이나 자세(아사나)는 좀더 깊은 명상을 하기 위해 마음을 집중하는 한 방법으로 나중에 생겨난 것이다. 요가의 궁극적 목적은 절대적인 사고나 의식, 또는 신과 조화를 이루는 것이다. 오늘날에도 많은 유파나 행법에서 명상은 요가의 전체 수련 중 일부분으로 여전히 중요한 요소이다. 그러나 명상은 높은 수준의 기법이기 때문에 초보자에게는 함부로 지도하지 않는다.

조화와 성찰의 길, 요가

요가는 종교가 아니다. 그러나 그 발전 과정에서 많은 위대한 사상가나 지도자의 생각에 큰 영향을 받아왔다. 그들의 기록에

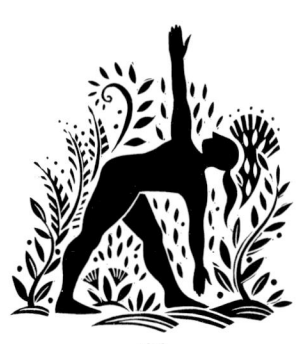

자각
요가에서는 자신을 열어 자연과 자연계의 영향을 받아들이는 것이 중요하다.

는, 평화롭고 건강한 인생을 살기 위한 양식이 되는 조언이 담겨 있다. 그러한 내용의 공통점은 비폭력주의적 사고이다. 요가는 마음의 평화, 그리고 몸과 마음의 조화를 목표로 한다.

요가 과정은 자세, 호흡, 이완, 그리고 흐트러진 마음을 집중하는 법을 배워 좀더 깊이 자신을 인식하는 것이다. 요가의 길은 자기 자신과 그 너머를 향하는 정신적 여행이다.

건강하게 살아가기 위한 법칙

약 2,000년 전 인도의 현자 파탄잘리는 『요가 수트라』('수트라'는 의미가 담긴 짧은 격언)라는 책을 남겼다. 여기에는 유익하고 충만한 인생을 보내는 데 보탬이 될 금언들이 실려 있다. 그 지침 중에서 가장 잘 알려진 열 개 항목을 소개한다.

5개의 야마(禁戒) : 다른 사람을 대하는 법

1 폭력적인 사고·언어·행위를 하지 않는다.
2 도둑질하지 않는다.
3 다른 사람의 재산이나 공로를 부러워하지 않는다.
4 진실을 말하고 정직해야 한다.
5 자신의 감정이나 욕망을 자제하고, 과도한 음주나 성적 타락을 조심해야 한다.

5개의 니야마(勸戒) : 자신을 다스리는 법

1 평소에 마음을 순결하게 하며, 몸은 청결하게 유지한다.
2 욕구의 대상을 초월해야 한다.
3 이 세상에서의 자기 처지를 받아들인다.
4 위대한 지도자의 신성한 말을 암송한다.
5 자신의 신, 또는 절대적인 의식에 몸을 바친다.

붓다
고타마 붓다는 때로 최초의 요가 수행자로 여겨진다.

고대 예술 속의 요가

요가의 기원은 고대사에 묻혀 있었다. 역사학자들은 요가가 3,000년도 넘은 오래전에 남서아시아에서 기원하여, 인도 대륙을 이동하며 생활하는 종족에 의해 남쪽으로 전해졌다고 여기고 있다. 당시 사람들이 명상을 했던 흔적은 기원전 약 1500년에 번성했던 고대 인더스 문명의 발굴 유품에서도 볼 수 있다. 또 기원전 900~400년경에 쓰인 고대 인도의 철학서인 『우파니샤드』는 요가에 대해 언급한 책 중에서 가장 오래된 것으로 알려져 있다.

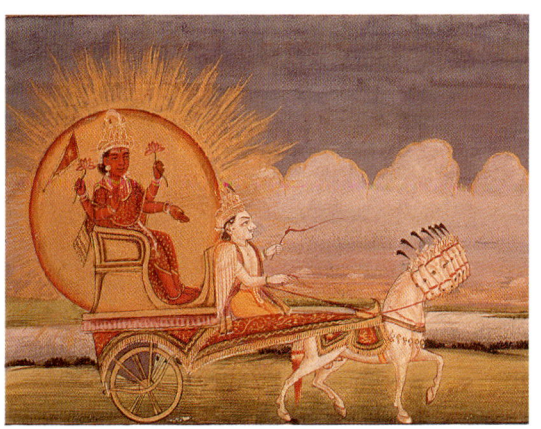

카르마 요가
힌두교도의 경전 가운데, '신의 노래'라는 의미의 『바가바드 기타』가 서술된 것은 기원전 약 300년경이다. 그것은 두 종족의 전쟁 이야기가 포함된 매력적인 서사시이다. 거기에서 카르마 요가는 인생의 많은 문제에 대처하는 방법을 탐구하는 무욕의 행위로 묘사되고 있다.

석가모니의 출생지

고타마 붓다는 기원전 550년경 히말라야 산맥의 구릉지에서 태어났다. 당시 동양은 지적으로나 종교적으로 혼란이 심했다. 그는 깨달음을 얻기 위해서 라자 요가의 가르침에 따라 방랑하는 현자가 되었다.

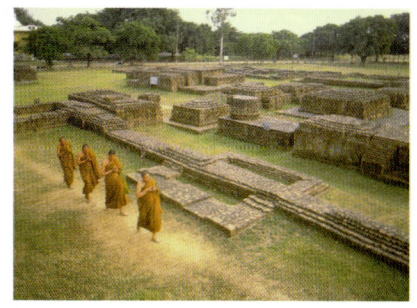

연꽃 자세

고대 현자들이 명상하는 자세가 많은 그림에서 묘사되는데, 이것이 연꽃 자세인 파드마 아사나이다. 오랜 시간 움직이지 않고 앉아 있을 수 있는 자세로, 한번 습득하면 어떤 것에도 방해받지 않고 마음을 집중할 수 있다.

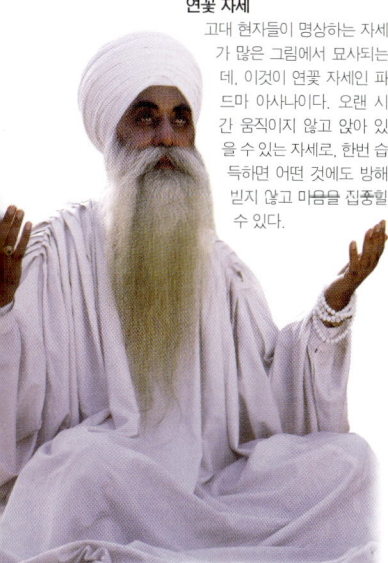

라자 요가

초기요가는 명상이었다. 고대 동양 미술에서는 석가모니가 다리를 교차하여 책상다리를 하고 앉은 자세로 명상하는 모습이 자주 묘사되었다. 이 자세는 현자들에 의해 만들어진 최초의 아사나, 즉 요가 자세였으며, 이 자세로 오랜 시간 움직이지 않고 앉아서 명상할 수 있었다. 붓다가 했던 옛날의 요가 형태가 현재 라자 요가로 남아 있다. 모든 요가의 길은 라자 요가로 통한다고 알려져, 라자 요가를 '요가의 왕'이라고 부른다. 라자 요가는 깊은 명상 방법이다. 요가에 열정적인 사람이나 요가 공동체에서 이 요가를 수행하는 사람은 심원한 명상의 세계를 탐구한다. 그들은 요가에 인생을 바쳐 삼라만상과의 정신적인 조화를 추구하기 위해 절대적인 의식과 만나려고 노력한다.

요가의 여러 유파

요가의 계보를 살펴보면 많은 분파가 있는 것을 알 수 있다. 운동에 바탕을 둔 현대 요가를 연습하는 사람은 수천 명에 달하며, 고대부터 시작된 전통적인 행법을 따르는 사람도 상당히 많다. 이러한 행법의 대부분은, 기원전 1000년부터 발전해 왔다. 당시의 자유사상가들은 인도 대륙에서 종교적인 정착을 피하여 새로운 철학과 고행자의 길을 추구했다.

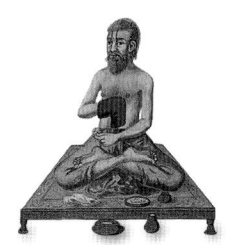

카필라
약 2,750년 전의 이 현자는 상키야 철학을 세워, 요가에 생명력과 생명 에너지라는 개념을 부여했다.

기원전 1000년 이전

라자 요가
책상다리를 하고 앉아서 하는 명상이 페르시아에서 인도 대륙에 전해졌으며, 드라비다족에 의해 남방으로 전해졌다. 라자 요가는 '요가의 왕'으로서, 절대적인 인식으로 정신적 조화를 이루기 위해 현자들이 수행했다.

기원전 900년 전

즈나나 요가
직감적으로 얻을 수 있는 지식을 추구하는 철학자들이 만들어낸 요가로, 예지(叡智)의 요가이다. 이 철학은 고대 인도의 철학서 『우파니샤드』에 실려있다. 『우파니샤드』는 요가의 수행 경험에 대한 이야기가 자세히 실려 있다. 즈나나 요가는 명상을 통해 직관적 지식을 얻게 한다.

기원전 500년 전

붓다와 그의 제자들은 라자 요가의 고대 명상 기법을 수행하여 절대적인 조화 속에서 자아를 초월한 상태에 이르는 열반이 가능하게 되었다.

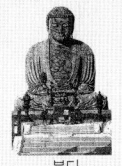

붓다

기원전 300년 전

카르마 요가
현자 비야사가 쓴 신의 노래 『바가바드 기타』에는 행위의 요가인 카르마 요가에 대해, 전사 아르주나와 신의 화신인 마부 크리슈나가 전투 직전에 나누는 대화 속에 소개되고 있다. 카르마 요가는 장래의 불행을 피하기 위해서는 정확한 시간에 정직한 행동을 하지 않으면 안 된다고 강조한다.

오늘날의 전통 행법

기원전 1000년까지의 요가는 명상을 통해 발전했으며, 그중에는 인도 철학에서 신성한 소리인 '옴'을 말하거나, 만트라를 읽거나, 만다라라고 부르는 기하학적 모양을 바라보는 것 등이 포함되어 있었다. 이것이 발전하여 만들어진 새로운 유파가 오늘날 주류가 된 뛰어난 전통적 행법인 하타 요가이다. 여기서 '하'는 태양을, '타'는 달을 의미한다. 이 이름은 프라나야마라고 부르는 호흡법과 관련이 있다. 프라나야마는 몸과 마음을 이어주는 방법으로서 수행된다. 하타 요가는 마음을 집중하는 명상을 쉽게 하기 위해 몸의 운동과 깊은 호흡을 조합한 최초의 행법이다. 1400년대의 현자 스바트마라마는 『하타 프라디피카』(하타 요가 개론)라는 책을 펴냈는데, 이것은 하타 요가의 내용을 알리는 최초의 책이다.

기원전 200년 전	300년	1000~1200년	1000년
현자 파탄잘리가 『요가 수트라』를 저술하여, 명상과 요가 학습에 대한 지침을 설명했다. 이것이 요가에 대한 최초의 책이다.	**탄트라 요가** 불교도 철학자 아산가는 요가의 관념과 수행을 조합한 탄트라 철학을 만들었다. 깨침에 도달할 수 있는 망아(忘我) 상태에 이르기 위해 오감과 상상력을 이용한다. 명상을 쉽게 하기 위해 만트라 요가도 한다.	**바크티 요가** 철학자 라마누자가 시작한 바크티 요가는 자신의 신에 대한 헌신의 요가이다. 그는 우주의 창조신인 브라만에 대한 헌신, 그리고 사랑과 존재의 이해에 대해 가르쳤다. 신이나 다른 사람에 대한 봉사, 기도, 신앙을 통해 깨달음에 이른다.	**하타 요가** 탄트라 시대에 발달된 몸의 운동은 하타 요가의 길을 열었다. 이 요가는 호흡과 정화(淨化), 아사나(요가 자세)를 강조하는 행법이며, 이는 절대적 의식과 확실한 결합을 이루기 위해 명상 중에 심상(心像)을 형성하는 수단이다.

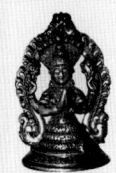

파탄잘리

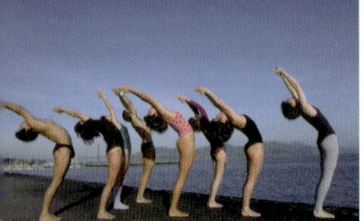

요가의 확산
20세기에 이르러 요가는 서구 사회를 뒤덮게 된다.

현대의 유파

요가에서 새로운 장은 1800년에 시작되었다. 서양에서 인도로 이주한 탐구자, 학자, 군인, 행정관 등이 고대 요가 경전을 번역하였고, 아사나를 배웠다. 1900년경에는 인도 출신 요가 수행자들이 서양을 여행하며 돌아다녔고, 1900년대 중반에는, 『요기의 자서전』('요기'는 요가 수련자를 말함)으로 유명한 파라마한사 요가난다가 미국으로 건너갔다. 하타 요가는 현대 사회에 영향을 준 전통적인 행법이 되었으며, 그것은 아사나, 호흡법, 그리고 서양 사람들의 마음에 호소하는 치료에 중점을 두었기 때문이었다. 제2차 세계대전 후 많은 서구인이 하타 요가를 배우기 위해 인도를 방문해 인도인 지도자, 특히 가장 존경받던 B. K. S. 아헹가의 가르침을 받았다.

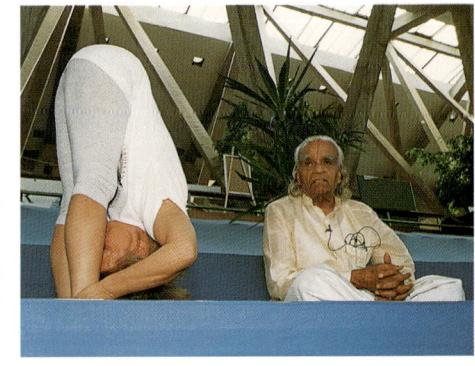

아헹가
B. K. S. 아헹가는 전통적인 하타 요가와 서구의 신체 지식을 밀접히 결합해 정확한 자세와 동작을 기초로 새로운 요가의 유파를 확립했다.

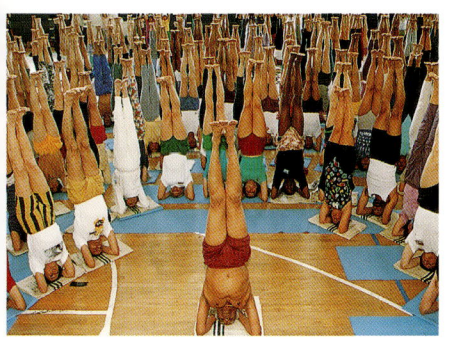

선구자

인도에서 1940년대에 남녀 혼성 그룹에게 요가를 가르친 선구자는 B. K. S. 아헹가이다. 아헹가는 자신의 요가 유파를 발전시켜 인도 중서부 푸나 시에 도장을 열었으며, 오늘날 그의 분파는 구미 여러 나라로 확산되었다.

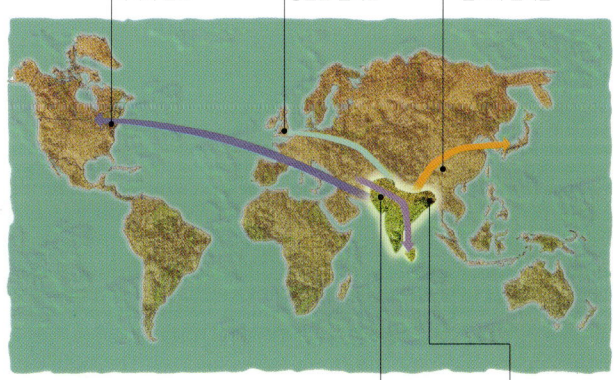

- 1893년 비베케나도가 요가를 북미에 전함
- 1800년대 유럽인이 요가 경전을 번역함
- 기원전 500년 요가가 티베트·중국·일본에 전해짐
- 1000년 하타 요가가 인도 북부에서 생김
- 300년 탄트라 요가 유파가 인도 북동부에서 생겼다

요가의 보급

현재 요가는 인도 대륙을 넘어 동쪽으로 확산되었고 서쪽에까지 이르고 있다. 오늘날 전 세계적인 요가의 인기는 여러 가지 스트레스 속에서 살아가는 현대인에게 요가가 매우 적합하다는 사실을 말해 준다.

현대인을 위한 치유의 요가

의술로서 고안된 요가의 목적은 절대적인 완전성이나 일치의 길을 가려는 사람에게 장애가 되는 몸과 마음의 부조화를 제거하는 것이었다. 몸과 마음이 조화를 이루지 않으면, 몸의 유연함이 없어지고, 병에 걸리거나 마음이 불편하고 불안해진다. 수 세기 이상 요가의 현자들은 부드럽게 몸을 펴고 움직이며, 천천히 호흡하며 마음을 진정하고, 집중하게 하는 심상을 그리거나 명상을 하는 등의 방법을 통해 몸과 마음의 조화를 이루는 방법을 찾아왔다.

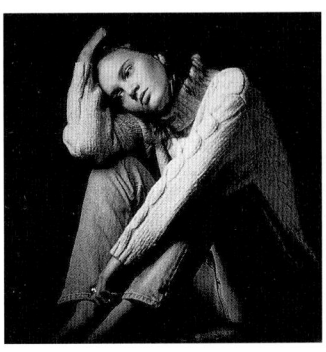

심적 치료
요가는 21세기를 살아가는
우리의 심적 피로를 없애주고,
마음의 평온과 충일함을 느끼게 해준다.

현대인의 마음을 움직이는 요가

고대인이 그랬던 것처럼 현대인도 자신의 몸을 돌보지 못해 결국 병에 걸리게 된다. 사람들은 불만을 느끼고 초조해하며 불행하다고 느낀다. 요가가 실제적으로 의미 있게 여겨지는 것은 우리가 오늘날의 사회생활에서 맞닥뜨리는 어려움에 대해 요가가 어떠한 해답을 주기 때문이다.

오늘날 인기 있는 요가는 아헹가 요가처럼 몸을 펴거나 움직이는 것에 초점을 맞춘 것이다. 우리는 하루의 대부분을 앉아서 지낸다. 쉴 때뿐 아니라 여행을 하거나 일을 하면서도 주로 앉아 있곤 한다. 그러나 뼈나 관절, 근육을 펴거나 움직이지 않으면 몸은 쇠약해진다. 요가는 굳어진 허리나 목, 팔다리의 유연성을 되찾게 한다. 그리고 극도의 긴장이나 마음의 상처로 지친 몸을 치료한다. 요가를 정기적으로 계속하면 건강을 지키고 병을 막을 수 있다.

오늘날 대부분의 사람들은 현대 생활의 속도전, 경쟁, 복잡함 속에서 스트레스를 받고 있다. 많은 사람들은 그 스트레스에서 벗어나기 위해 요가를 시작한다. 미국의 메닝거 연구소를 비롯한 저명한 의학 연구소의 실험에 의하면, 호흡과 심상 떠올리기, 의식 집중, 이 세 가지를 조합하면 요가 수행자의 심박수와 혈압이 떨어지는 것으로 밝혀졌다.

요가는 전인적 운동이며, 단지 몸만을 사용하는 운동 체계가 아니다. 요가를 시작할 때, 몸과 마음의 힘을 모아 신경을 진정시키고 몸의 기관을 안정되게 하면 스트레스가 줄어들고, 몸의 기능을 정상 상태로 되돌릴 수 있다.

프라나야마라는 호흡법이나 명상을 이용하여 치유 효과를 높일 수 있다. 이것은 하타 요가의 중요한 요소이며, 아헹가 요가에서는 어느 정도 경험을 쌓은 사람에게만 프라나야마나 명상을 지도한다.

요가 입문

최근에 인기를 끌고 있는 대부분의 운동과 달리 요가는 비용이 많이 들지 않고, 특별한 준비도 필요하지 않다. 당신의 몸에는 이미 요가에 필요한 장비가 모두 갖추어져 있다. 특별히 운동복을 사거나 장비를 사용할 필요도 없고, 어떤 장소에서라도 요가를 할 수 있다. 여기서는 요가 연습에서 기초적인 사항을 설명한다. 연습에 적당한 장소나 빈도, 시간, 특별히 주의를 기울여야 하는 몸의 각 부분, 그리고 호흡과 휴식 같은 본질적인 부분에 대한 내용이다. 요가는 몸과 마음이 같이 움직인다는 전인적 이론에 기반을 둔다. 이 장의 마지막에서는 요가를 통해 당신 스스로를 더 깊이 이해할 수 있고, 숨어 있던 심적 차원의 탐구도 가능해진다는 것을 설명한다.

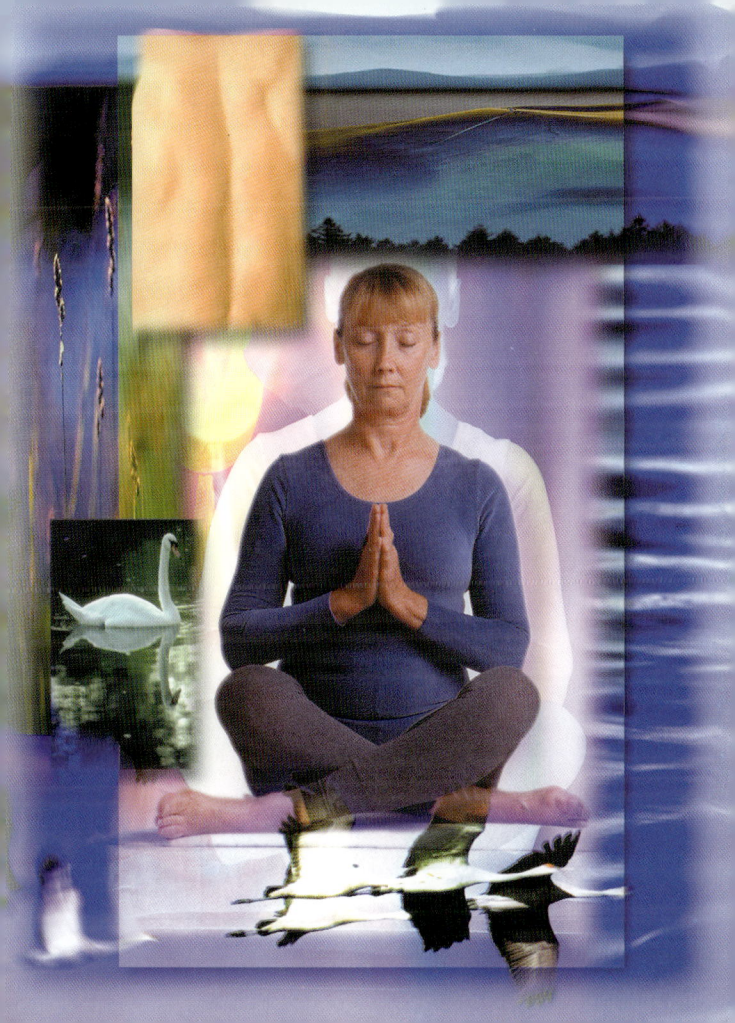

준비하기

요가를 집에서 혼자 하거나, 요가 교실에 다니면서 따로 연습할 장소를 정해야 할 경우, 가능하면 방해받지 않고 몸을 움직일 수 있는 장소가 좋다. 날씨가 따뜻하면 집 밖에서 연습할 수도 있지만, 햇살을 받으면서 연습하는 것은 그다지 바람직하지 않다. 사람이나 차의 왕래, 건설 현장 등의 소음으로 주의가 산만해질 수도 있기 때문이다. 전화나 현관의 벨소리, 또는 가족의 방해가 없는 장소를 찾기가 어려울 수도 있다. 그러나 자신의 침실이나 욕실, 난방기구나 청소기 등의 수납공간이나 다용도실, 작업실, 서재 등을 이용할 수도 있다. 문에는 '요가 연습 중'이라는 표시를 걸어둔다.

연습에 필요한 것

이상적인 것은 아무것도 없는 방을 골라 연습하는 것이다. 어떤 방향으로도 몸을 펼 수 있는 충분한 바닥 면적과 천장까지의 높이, 그리고 왼쪽 그림에 있는 소도구가 필요하다.

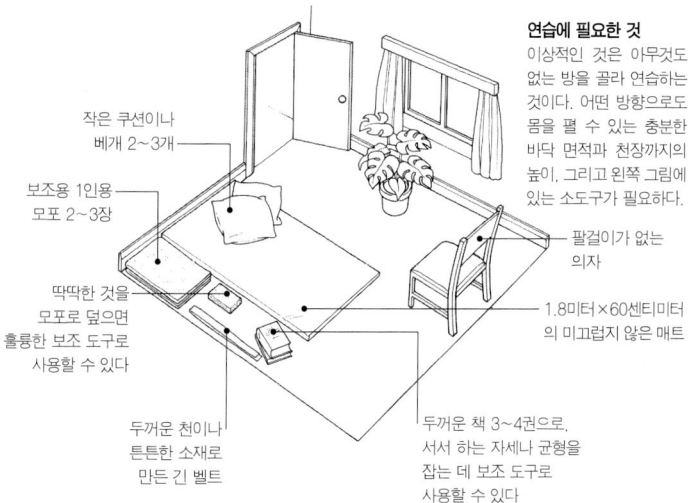

- 작은 쿠션이나 베개 2~3개
- 보조용 1인용 모포 2~3장
- 딱딱한 것을 모포로 덮으면 훌륭한 보조 도구로 사용할 수 있다
- 두꺼운 천이나 튼튼한 소재로 만든 긴 벨트
- 두꺼운 책 3~4권으로, 서서 하는 자세나 균형을 잡는 데 보조 도구로 사용할 수 있다
- 1.8미터×60센티미터의 미끄럽지 않은 매트
- 팔걸이가 없는 의자

시간 정하기

요가 연습은 하고 싶을 때만 하는 것이 아니라 정기적·지속적으로 하는 것이 중요하다. 처음부터 과도한 욕심을 부려서는 안 된다. 한 주의 어느 날, 어느 시간에 연습할 것인지 정하고, 그 계획을 정확하게 지키는 것이 가장 중요하다. 처음에는 30분 정도 연습하며, 조금씩 늘려간다. 매일 아침 일찍, 또는 자기 전의 짧은 시간에 연습하는 것을 좋아하는 사람이 있는가 하면, 한 주에 한 번씩 오랫동안 연습하는 것을 좋아하는 사람도 있다.

요가에 강제로 요구되는 규칙은 없다. 자세 중에는 영웅 자세처럼 소화 기능을 돕는 자세가 있는데, 이런 요가 자세는 식사 후에 바닥에서 연습한다. 대부분의 자세에는 적용되지 않지만, 이 자세는 식사 후 네 시간이 지났거나 간식을 먹은 후 두 시간이 지났을 경우에는 연습을 하지 않도록 한다.

요가에서는 몸을 편안하게 움직일 수 있도록 착용감이 좋은 옷을 입어야 한다. 예를 들어, 티셔츠와 레깅스, 신축성 있는 옷, 또는 조깅 바지와 스웨트 셔츠 같은 것이다. 연습은 맨발로 한다. 머리카락이 길면 깔끔하게 묶어 시야를 가리지 않게 한다.

인체 구조 이해하기

요가를 할 때 몸의 각 부분이 어떻게 움직이는지 자세히 알아야 할 필요는 없다. 그러나 척추나 골반, 어깨뼈가 어떤 관계에 있고 어떻게 움직이는지 알아두면 도움이 된다. 요즘 대부분의 사람들은 매일 많은 시간을 앉아서 지내는 경향이 있다. 업무 때문에 밖으로 돌아다니는 경우에도 대부분 앉아서 이동한다. 영화관, 바, 레스토랑에서도 마찬가지이다. 팔다리를 편히 펼쳐보는 경우는 거의 없고, 오랫동안 거리를 걷고 싶다고 생각하는 경우도 거의 없다. 이 때문에 자세가 나빠지고, 건강에도 문제가 생긴다. 요가 자세로 몸을 펴주면 척추에 걸리는 중력의 부담이 줄고, 모든 관절이 본래 가동 범위를 되찾을 수 있다.

골반

골반은 몸의 중요한 부분이다. 영어에서 골반은 '대야'를 의미하며, 뱃속의 기관을 감싸주는 형태를 이루고 있다. 상반신의 무게는, 고관절을 통해 다리와 발로 전해진다. 어떤 요가 자세에서나 골반이 올바른 위치에 있는 것이 중요하다.

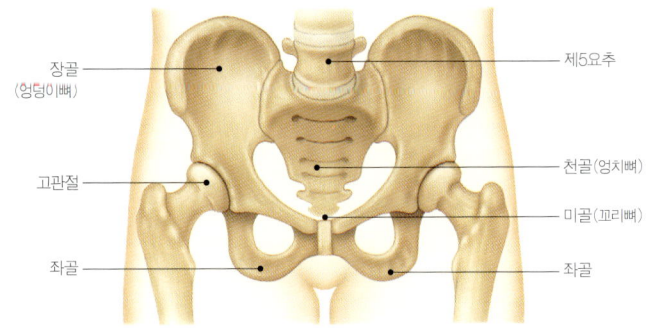

- 장골 (엉덩이뼈)
- 고관절
- 좌골
- 제5요추
- 천골 (엉치뼈)
- 미골 (꼬리뼈)
- 좌골

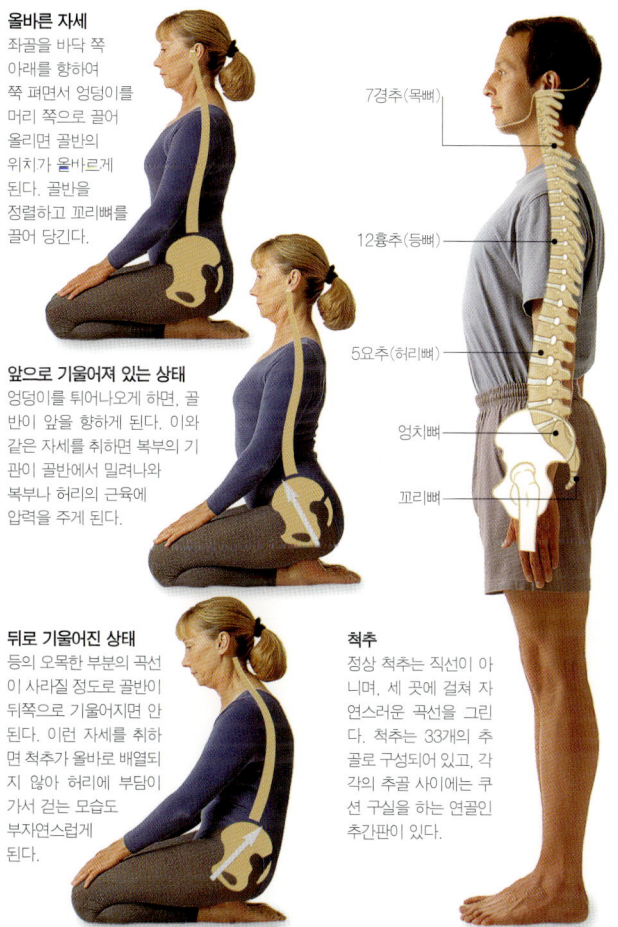

올바른 자세
좌골을 바닥 쪽 아래를 향하여 쭉 펴면서 엉덩이를 머리 쪽으로 끌어 올리면 골반의 위치가 올바르게 된다. 골반을 정렬하고 꼬리뼈를 끌어 당긴다.

앞으로 기울어져 있는 상태
엉덩이를 튀어나오게 하면, 골반이 앞을 향하게 된다. 이와 같은 자세를 취하면 복부의 기관이 골반에서 밀려나와 복부나 허리의 근육에 압력을 주게 된다.

뒤로 기울어진 상태
등의 오목한 부분의 곡선이 사라질 정도로 골반이 뒤쪽으로 기울어지면 안 된다. 이런 자세를 취하면 척추가 올바로 배열되지 않아 허리에 부담이 가서 걷는 모습도 부자연스럽게 된다.

척추
정상 척추는 직선이 아니며, 세 곳에 걸쳐 자연스러운 곡선을 그린다. 척추는 33개의 추골로 구성되어 있고, 각각의 추골 사이에는 쿠션 구실을 하는 연골인 추간판이 있다.

- 7경추(목뼈)
- 12흉추(등뼈)
- 5요추(허리뼈)
- 엉치뼈
- 꼬리뼈

호흡법과 이완법

호흡은 몸과 마음이 함께하는 과정이며, 그 둘을 결합하게 한다. 보통 속도로 호흡하면 혈액에 산소와 다른 영양분이 들어오고, 그에 의해 몸과 뇌가 기능을 하게 된다. 빠르거나 과도한 호흡을 하면 뇌에 산소 공급이 부족해져 어지럼증이나 심장 박동 이상, 정신적 긴장 상태, 공황, 또는 일시적 의식 상실이 일어날 수 있다. 천천히 호흡하고 본래의 리듬으로 돌아가면 차분하게 정상적 기능을 회복할 수 있다.

좋은 호흡 습관

올바른 호흡을 유지하는 것은 모든 요가 자세에서 중요하다. 초기 단계에는, 좋은 호흡 습관을 들이도록 주의를 기울인다. 스트레스가 많은 생활을 하는 사람들은, 긴장할 때 그러듯이 얕은 호흡을 하는 경향이 있다. 요가는 나쁜 호흡 습관을 바꾸어 정상적인 호흡으로 되돌리는 데 도움이 된다. 요가 지침서에는 "정상적으로 숨 쉰다"는 주의사항이 자주 나온다. 호흡이 쉬울 것 같지만, 움직임에 집중하려고 할 때 자연스럽게 호흡을 멈추게 되기 때문에 조심할 필요가 있다. 감기에 걸려 코에 문제가 있거나 막혔을 때는 입으로 호흡해야겠지만, 호흡은 일반적으로 코로 하는 것이 좋다.

숨을 들이쉬고 내쉬는 시점에 대해서는, 각각의 자세를 사진을 통해 설명하면서 언급했다. 대체로 몸을 들어 올리거나 구부리는 동작에서 힘을 줄 때 숨을 내쉰다. 숨을 들이쉬고 나서 동작할 때 숨을 내쉬는 것이 일반적이다.

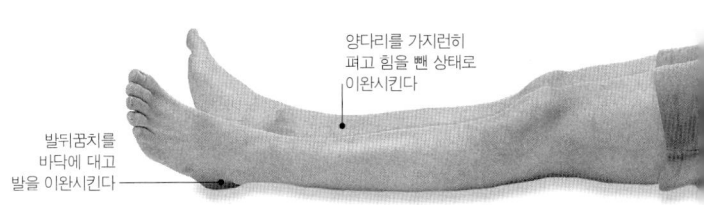

양다리를 가지런히 펴고 힘을 뺀 상태로 이완시킨다

발뒤꿈치를 바닥에 대고 발을 이완시킨다

호흡법과 이완법

몸을 펴고 주기적으로 호흡하여 몸과 마음을 이완시킨다. 이완은 요가에서 중요한 부분이다. 요가 연습은 안정된 자세, 예를 들어 다리를 포개고 앉는 등의 정지된 상태에서 시작하며, 좀더 집중력이 필요한 자세는 서거나, 무릎을 구부리거나, 누워서 휴식을 조금 취한 후 시작한다.

시체 자세

시체 자세인 사바 아사나 1은 64~66쪽에서 자세하게 분석한다. 특별한 스트레스나 긴장을 느낄 때, 몸과 마음의 이완에 도움이 된다.

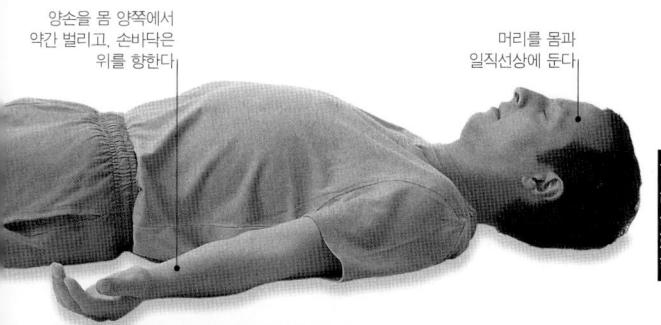

양손을 몸 양쪽에서 약간 벌리고, 손바닥은 위를 향한다

머리를 몸과 일직선상에 둔다

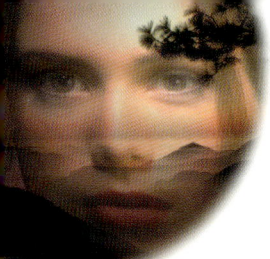

정신적 결합
'요가'라는 말의 뜻은 개인과 세계 사이에서 자아를 초월한 정신적 결합을 의미한다.

마음의 안정과 정신 집중

요가의 수행과 호흡 조절을 배우는 것은, 마음을 온화하게 하고 정신을 집중하는 것을 배우는 것이기도 하다. 이것에 익숙해지면, 자기 발전에 도움이 된다. 집중이란, 특별한 사고나 행동에 초점을 맞추는 능력이다. 요가에서는 몸에 주의를 기울여 자세에 집중하고 얼마간 그런 상태를 유지한다. 이렇게 운동하면서 집중력을 향상시킬 수 있다. 일상생활에서 겪는 큰 문제 가운데 하나가 집중력 저하이다. 이럴 때 요가는 크게 도움이 된다. 집중하는 능력이 생기면 일상생활에 명상을 도입해 요가를 통한 정신적 성장을 탐구할 수 있게 된다.

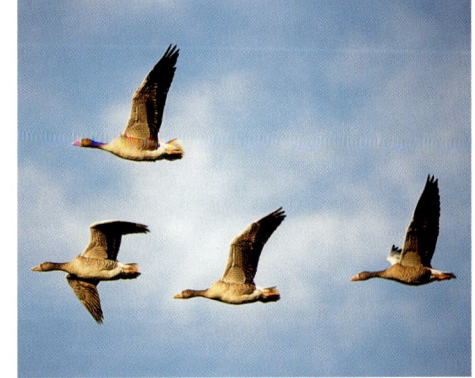

자유로운 정신
요가의 궁극적 목적은 신체의 구속에서 마음을 해방시키고 정신의 새로운 인식 수준을 탐구하는 것이다.

집중 연습

요가를 하면서 몸이 만들어내는 움직임으로 자신의 전 존재를 표현할 수 있다. 요가가 움직임을 통한 명상이라고 하는 것은 이 때문이다. 발을 포개고 앉는 자세처럼 휴식을 주는 자세는 집중력 향상에 이상적이다. 간단해 보이지만, 무릎 위치를 정하거나 몸을 펴서 유지하는 등 매우 정교한 자세에 마음을 집중할 필요가 있다.

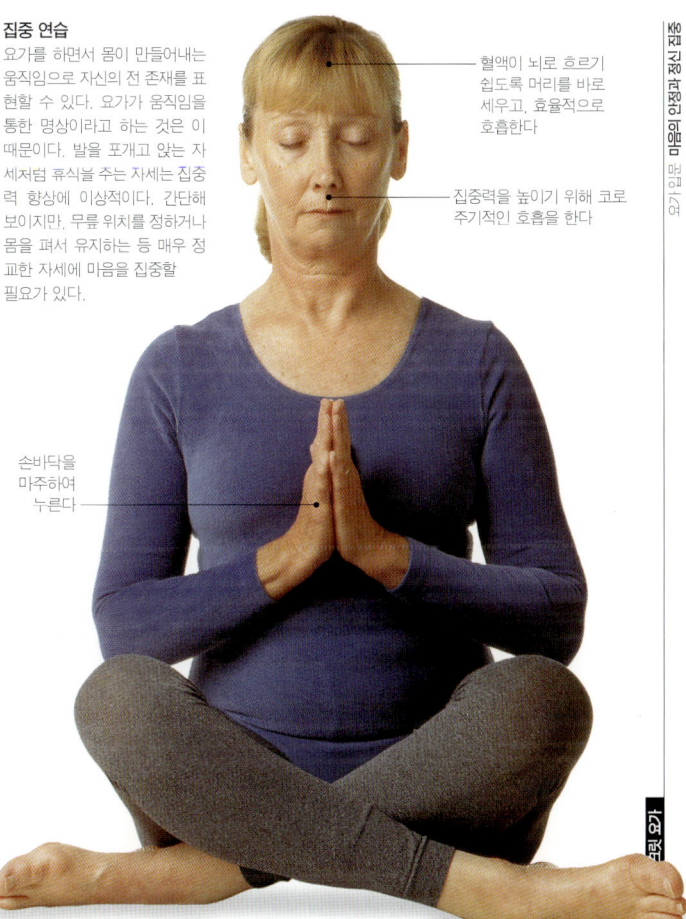

- 혈액이 뇌로 흐르기 쉽도록 머리를 바로 세우고, 효율적으로 호흡한다
- 집중력을 높이기 위해 코로 주기적인 호흡을 한다
- 손바닥을 마주하여 누른다

감정을 다스리기

요가를 한다는 것은 일상생활에 편안한 공간을 만드는 것과 같다. 비관적인 감정을 진정시키고, 몸과 마음에 본래의 리듬을 찾아준다. 요가는 갑자기 격한 감정이 튀어나올 것 같은 정신의 동요 상태를 제어하며, 충분한 스트레칭을 통해 신체를 이완시켜 격한 감정을 풀게 한다. 정밀한 움직임이 필요한 자세에 주의를 기울이게 해 산란한 마음을 분산시킨다. 그 결과, 분노나 분개, 참기 힘든 정신적 흥분이 가라앉고 마음이 온화해져 정신적 고통이나 불안감이 잦아든다.

요가 연습에 집중한 후에는 몸과 마음에 느긋하고 평온한 느낌이 스며들게 된다.

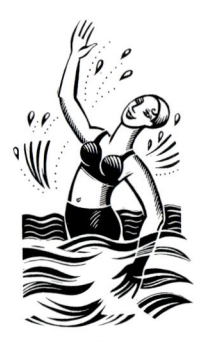

풍요로움
요가는 정신적인 생활을 풍요롭게 하며, 행복을 외부에서 찾는 것에 구애받지 않게 해준다.

마음의 평온

점점 더 불안이 가중되는 현대 사회에서 요가는 마음의 평온을 되찾게 하는 훌륭한 선물을 준다. 사람들은 일상생활의 모든 상황에서 생길 수 있는 스트레스에 대처하지 않으면 안 된다. 그러지 못한다면, 감정의 혼란으로 인해 우울증, 인간관계의 붕괴, 나아가서는 사회적으로 문제를 일으키는 격렬한 행동 등이 빈번히 일어나서 범죄 발생률이 높아지는 결과를 낳을 수도 있다. 정신적인 조화를 이루어 마음이 평온한 사람은 긴장 상황 속에서도 다른 사람들에게 온화함과 안도감을 준다.

요가 자세 연습은 또한 스스로 자제하는 방법을 가르쳐준다. 요가에서는 우선 몸을 조절하는 법을 가르치고, 호흡을 조절하는 법을 가르친다. 이렇게 하여 집중, 즉 사고 양상을 조절하는 방법을 배울 수 있으며, 나아가서는 감정을 다스릴 수 있게 된다.

장기적으로 요가는 생활 속에서 동요되기 쉬운 감정 상태를 고르게 조절해 주는 효과가 있다. 그렇다고 해서 요가를 하는 사람들이 감정에 무감각해지는 것은 아니다. 그러나 삶 속에서 느끼는 실망에 대해 덜 부정적이게 되며, 고민에 덜 시달리게 되고, 부나 성공, 행운과 같은 외부 요인에 덜 의존하게 된다. 흥분하고, 희열을 느끼고, 스릴을 추구했던 마음에 정신적인 평화와 만족이 깃든다.

이처럼 감정이 발전된 단계에 이른 것을 프라티아하라에 도달했다고 하는데, 이것은 오감의 지배에서 해방된 상태를 말한다. 이것은 현자 파탄잘리가 자세하게 서술한 요가 가르침의 8단계 중 제5단계에 해당한다. 프라티아하라의 상태에 이르면, 디아나 명상을 본격적으로 시작할 수 있는 단계에 도달한 것이다.

디아나를 수행하고 나면 사마디 상태, 즉 절대적인 의식이나 정신과 하나가 되는 상태에 도달하는 길이 열리게 된다. 이것은 요가의 모든 분파와 유파가 목표로 하고 있는 것이다.

10가지 기본 자세 연습

이 장에는 열 가지 요가 자세를 사진과 글로 설명한다. 이 순서대로 마지막까지 계속하면 요가를 제대로 시작하는 셈이 된다. 이 열 가지 자세 연습은 약 20~30분에 끝나게 되어 있다. 9쪽에 있는 주의사항을 읽고 나서 연습을 시작하기 바란다. 이 프로그램을 1주에 2~3회, 발이나 팔을 비롯한 몸의 각 부분이 바른 자세가 되도록 주의하며 주어진 순서대로 단계를 계속해 나가면 근육이 강해지고 관절도 유연해질 것이며, 스스로 자신감을 얻게 된다. 각 요가 자세를 마치고, 완전한 이완을 위해 5~10분 정도 시체 자세를 취하고 나서 마무리한다.

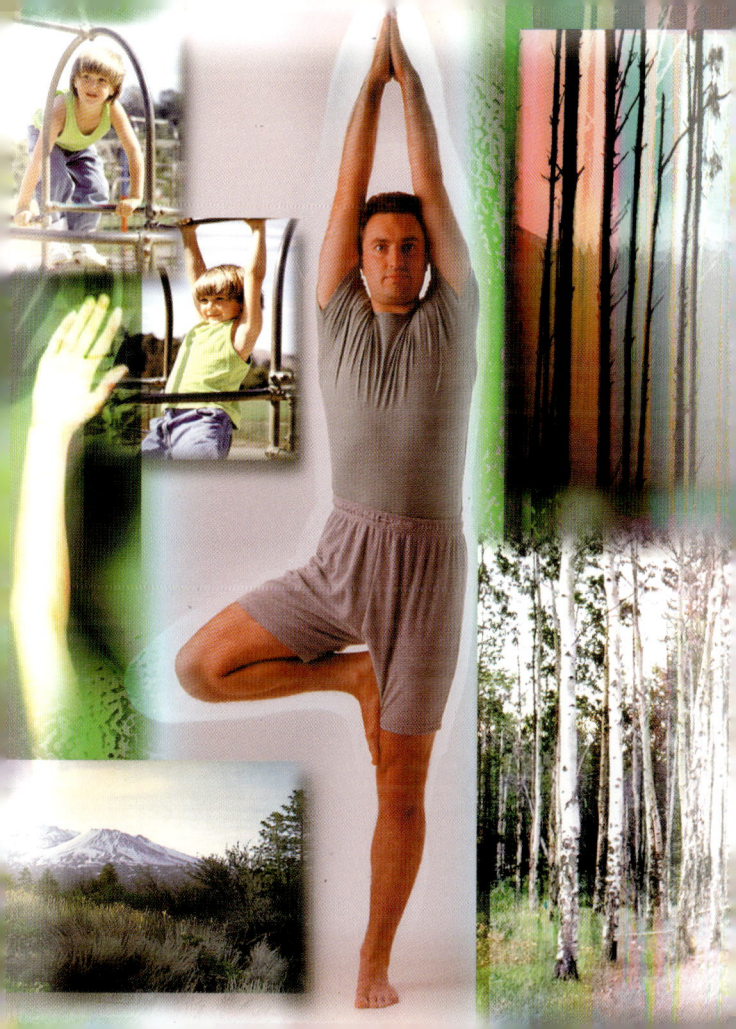

요가를 시작하며

지금부터 기본 요가 자세 열 가지를 소개한다. 앉거나 누워서 하는 자세부터 시작하여 타다 아사나, 산 자세로 서는 것을 배운다. 바르게 서는 자세를 배우면 자세가 개선되어 구부정한 자세로 인해 생기는 변형이나 통증, 심한 피로감을 없앨 수 있다. 타다 아사나로 서면 다리와 척추가 펴지고 몸 전체가 강해진다.

조금씩 착실히

기본 자세 열 가지를 순서대로 잘 따라하면 초보자에게 훌륭한 초급 강습이 된다. 각각의 자세를 처음부터 마지막까지 착실히 따라하기 바란다. 동작을 보여주는 사진에 딸린 지시를 따라하면 무리하지 않고도 자세를 완성일 수 있다. 따라서 가능한 한 지시를 정확하게 따라하는 것이 중요하다. 그리고 자세를 마무리할 때는 가능하면 오랫동안 몸을 편 상태로 있으면 훨씬 편안하다.

삼각 자세나 몸을 옆으로 기울여 펴기 자세, 나무 자세(46~53, 58~61쪽 참조) 등은

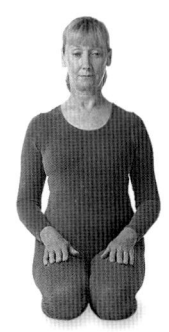

휴식
몸을 쭉 펴주고 난 후에는
다른 자세로 잠시 쉬어야 한다. 2~3초
동안 서거나, 무릎을 구부리거나,
산 자세(타다 아사나)로 선다.

처음에 한쪽을 움직이고, 그후에 반대쪽으로 움직인다. 예를 들어, 삼각 자세는 처음에 오른쪽으로 몸을 구부리고, 다음에는 왼쪽으로 구부린다. 발을 포개고 앉는 자세는 (38쪽), 먼저 오른쪽 정강이를 왼쪽 다리 위에 교차하고, 다음에 왼쪽 정강이를 오른쪽 다리 위에 교차한다. 동작을 급하게 하면 안 된다. 각각의 동작을 천천히, 자신에게 맞는 속도로 한다. 몸을 완전히 펴기 어려

운데도 익숙하지 않은 자세를 무리하여 만들려고 해서는 안 된다. 장시간 움직이지 않았던 관절이나 근육은 처음 동작에서 둔하게 느껴질 수 있다. 따라서 어떤 동작이나 자세에 통증이 따르면 바로 멈춰야 한다. 중요한 것은, 평소의 자신에게 가능한 범위 내에서 요가를 하고, 편하게 느껴지는 한도 내에서 몸을 쭉 펴준 후에 휴식을 취하는 것이다. 다음에 같은 마무리 동작은 몸을 더 잘 펴게 해준다.

마치기

처음 시작했을 때의 자세로 돌아올 때까지 반대 순서로 모든 단계를 거치고 마무리한다. 연속된 자세 끝에는 몸을 완전히 이완시키기 위해 시체 자세인 사바 아사나 동작을 취한다. 이 휴식 자세는 모든 연습을 즐겁게 마무리하게 도와준다.

호흡 요령

요가 동작에서는 항상 평소의 호흡을 유지하면서 다음을 주의한다.
- 움직임에 집중할 때도 숨을 멈추지 않는다.
- 몸을 펴거나 힘이 들어가는 동작을 하기 전에 숨을 들이마신다. 그리고 숨을 쉬면서 움직인다.
- 화분증, 감기, 또는 그 밖의 비강 문제가 있는 경우 외에는 항상 코로 숨 쉰다.
- 연습 끝에 시체 자세로 쉴 때는, 소리를 내지 않고 호흡을 의식하면서 그 리듬에 집중한다.

앉거나 누워서 하는 자세

여기서 소개하는 간단히 다리를 포개고 앉는 자세는 **수카 아사나**라는, 앉아서 하는 자세의 기본이 된다. 정기적으로 연습하면 등뼈가 곧게 펴지고, 고관절이 더욱 유연해진다. 39쪽의 자세는 **숩타 타다 아사나** 또는 '누워서 하는 산 자세'라고 한다. 이것은 매트에 누워서 하는 기본적인 자세이다. 허리를 잘 펴주고 이완시킨다.

발을 포개고 앉기

1 똑바로 앉아 양손을 엉덩이 양쪽에 둔다. 양다리를 앞으로 펴고 발끝을 위로 향한다. 발과 손을 내리누르고 척추를 곧게 편다. 그러고 나서 왼쪽 다리를 구부리고, 오른쪽 다리도 구부려 오른쪽 정강이를 왼쪽 정강이와 교차시킨다.

- 머리를 똑바로 세운다
- 눈은 앞을 향한다
- 어깨를 벌리고 아래쪽으로 이완시킨다
- 무릎을 내리누른다

2 이완된 다리를 바닥으로 누르고, 척추를 위로 향해 펴며, 양손을 허벅지 위에 둔다. 그 상태로 20초간 펴주고 다시 오른쪽 정강이와 왼쪽 정강이를 교차시켜 자세를 반복한다.

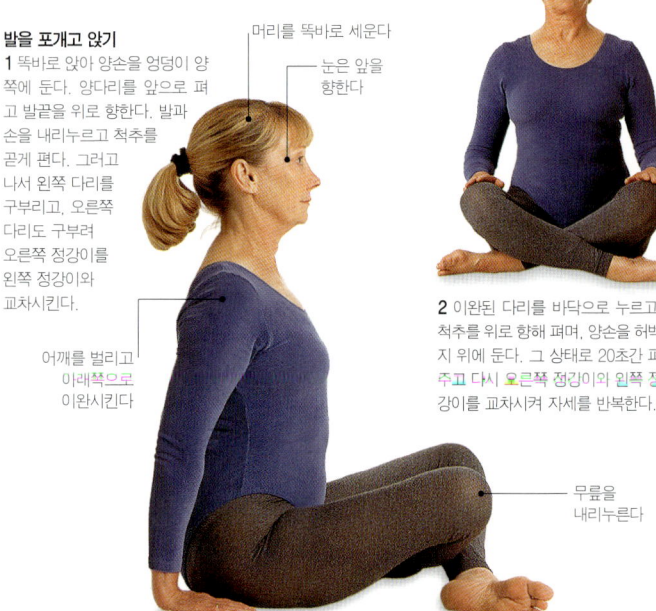

누워서 몸을 쭉 펴기

1 양다리를 바로 펴고 누워 발바닥을 벽면으로 향한다. 손바닥을 아래로 향하고, 팔을 몸의 양 옆구리에 둔다.

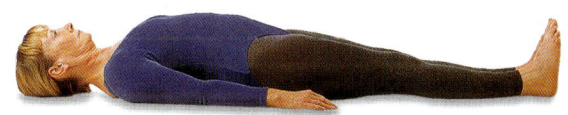

2 양다리를 가슴 쪽으로 끌어당겨 골반의 위치를 조정한다. 발뒤꿈치가 바닥에 닿고 발바닥이 벽면을 누를 때까지 다리를 쭉 편다.

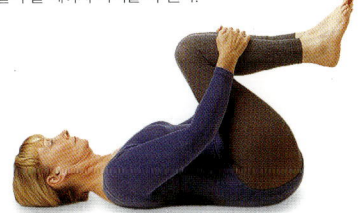

3 양손을 올려 손등이 바닥에 닿을 때까지 머리 위로 편다. 양발을 아래로 내려 누르며 가랑이에서 손끝까지, 허리에서 발끝까지 편다. 20초 동안 편 상태를 유지한 뒤 휴식한다.

바닥에서 하는 자세

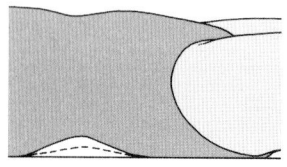

척추 바로잡기
누웠을 때, 등 아랫부분에 공간이 생기면, 움직일 때 이 부분에 부담을 줄 수 있다. 이 공간을 줄이기 위해 무릎을 가슴 쪽으로 들어 올린 후 다리를 편다.

무릎을 바른 위치에 둔다

발포 블록이나 접은 담요에 앉으면 골반 위치가 높아지는데, 이렇게 하여 무릎 위치를 바르게 할 수 있다. 발을 교차했을 때 무릎이 매트에서 엉덩이뼈까지의 높이가 되어야 하지만, 처음에는 어려울 수도 있다. 높은 위치에 앉으면 무릎을 낮게 내리는 것이 쉽다. 무릎이 잘 구부러지지 않으면 담요를 접어 받친다.

붓다가 연꽃 자세(각각의 발을 반대쪽 허벅지 위에 둔 자세)로 앉아 명상하는 그림을 자주 볼 수 있다. 연꽃 자세는 39쪽에서 소개한, 발을 포개고 앉는 자세처럼 앉아서 하는 자세 가운데 하나이다. 그 밖에도 좀더 간단히 할 수 있는 자세가 있다. 모든 앉는 자세는 허리를 곧게 하고 위쪽으로 펴주어야 한다.

시작 단계에서 허리를 곧게 펴기 힘들면, 서너 번 접은 담요나 발포 블록 위에 앉는다. 이렇게 하면 등을 펼 때 등의 근육을 받쳐준다.

누운 자세

요가 자세에는 매트 위에 눕는 것이 많다. 39쪽에서 소개한 누워서 몸을 펴는 슙타

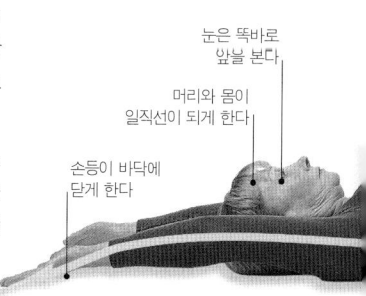

눈은 똑바로 앞을 본다

머리와 몸이 일직선이 되게 한다

손등이 바닥에 닿게 한다

타다 아사나는 몸 전체를 펴는 좋은 자세이다. 좌골(26~27쪽 참조)을 발쪽으로 향하여 압박하고, 다리와 뒤꿈치를 바닥에 내리고, 발로 벽을 누르면서 엉덩이부터 머리까지, 그리고 팔에서 손끝까지 편다.

주의사항

- 앉거나 누운 상태에서 손을 펴는 경우에 갈비뼈 아래쪽이 돌출되지 않도록, 흉곽을 자연스러운 모양으로 만든다.
- 좌골은 앉아서 하는 자세에서는 바닥을 향해 아래로 펴지게 하고, 누워서 몸을 펴는 자세에서는 발쪽을 향하여 펴지게 한다. 동시에 엉덩이뼈를 머리 쪽으로 든다.
- 척추를 위로 향해 펼 때 어깨는 아래로 향해 이완시켜 펴고, 어깨뼈가 갈비뼈와 함께 평평하게 한다.

누워서 몸을 쭉 펴는 자세 분석

그저 바닥에 눕는 것은 매우 단순하여 그냥 하면 되는 것처럼 생각되지만, 다음과 같은 세부 사항에 주의하면 좀더 만족스럽게 몸을 펼 수 있다.

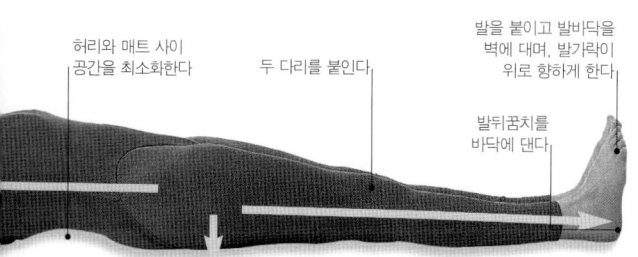

허리와 매트 사이 공간을 최소화한다

두 다리를 붙인다

발을 붙이고 발바닥을 벽에 대며, 발가락이 위로 향하게 한다

발뒤꿈치를 바닥에 댄다

41

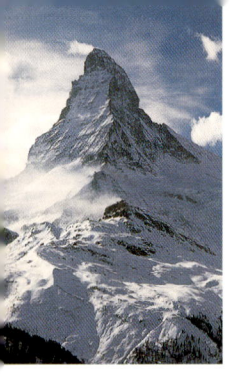

산 자세
요가에서 서는 자세의 기본은
타다 아사나라고 하는
산 자세이다. 산처럼 바로 서서
움직이지 않는 자세이다.

산 자세

타다 아사나라고 부르는 산(山) 자세는 실내나 실외에서, 전철을 기다리는 동안에도 연습할 수 있다. 이 자세는 올바른 자세의 기본이며, 좋은 건강 상태의 기초가 된다. 타다 아사나로 서는 습관이 붙으면 나쁜 자세를 바르게 고치고, 등이나 관절의 통증을 없앨 수 있다. 그에 따라 몸 전체가 더 건강하고 가볍게 느껴진다. 또한 다른 요가 자세를 더 잘 이해할 수 있다.

균형점
양쪽 발을 벌려 세로와 가로로 넓히고 발가락 끝을 앞쪽으로 펴고, 다음 그림에 표시한 것과 같이 균형점이 되는 발바닥 네 곳에 균등하게 체중을 싣는다.

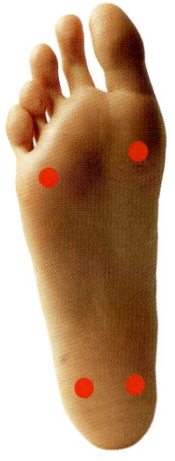

10가지 기본 자세 연습

흉곽은 평상적인 위치에 두고, 가슴뼈를 올리며, 가슴 상부와 어깨 주변 전체를 편다. 어깨를 뒤쪽 아래로 움직이고, 어깨뼈를 평평하게 한다

목은 척추와 머리가 일직선이 되도록 세우고, 턱은 바닥과 평행하게 한다. 눈은 앞쪽을 향한다. 이 자세로 20초간 호흡은 천천히

다리를 위로 당겨 펴고, 몸통을 엉덩이에서 위로 펴준다. 좌골은 아래로 향하여 편다. 허벅지를 뒤에서 압박하는 것처럼 대퇴의 근육을 긴장시킨다

발을 모아 선다. 양 발바닥의 볼록한 부분과 뒤꿈치에 체중을 균등히 배분한다. 양발의 엄지발가락, 뒤꿈치, 발목, 무릎을 붙인다. 팔은 몸 양쪽에 이완시킨다

먼저 발의 위치를 정한다

타다 아사나의 시작은 먼저 발의 위치, 그리고 바닥으로 향하는 체중을 생각하는 것이다. 이어서 발, 엉덩이, 몸, 어깨, 마지막으로 머리 위치를 정한다. 자세를 유지하고 있을 때 산처럼 똑바로 서서 흔들리지 않게 해야 한다

건강다지기 연습

43

자세 교정

척추를 똑바로 하고 서는 것은 바른 자세의 기본이지만, 이것이 척추의 유연성을 무시하고 경직시킨다는 의미는 아니다. 바르게 일직선으로 배열된 척추는, 골반의 뒤쪽 방패 모양의 엉치뼈(천골)에서부터 위로 펴져 세 곳에서 자연스러운 곡선을 만든다(26~27쪽 참조).

골반 위치의 조정

똑바로 서는 자세의 비결은 골반을 올바른 위치에 있게 하는 것이다. 엉치뼈에서부터 척추를 위로 펴주기 위해서는 골반이 적절한 위치에 있어야 한다. 따라서 모든 요가 자세를 시작할 때 골반 위치를 확인하고 조정하는 것이 좋다. 이 점은 42~43쪽에서 소개한 선 자세로 확인한다. 죄골을 바닥으로 향하게 펴고, 몸 앞쪽에서 위로 펴준다.

허리 근육이 약한 경우에는 골반이 앞쪽으로 기울어지는 경향이 있기 때문에, 엉덩이가 아니라 허리에서 위로 펴주게 한다. 산 자세인 타다 아사나를 착실하게 연습하면, 얼마 안 있어 척추를 지지하는 근육이 강화되고, 문제점이 교정되며, 서거나 앉는 자세에서 보조 도구를 사용하지 않고도 엉덩이부터 몸통을 위로 펴줄 수 있게 된다.

몸을 안정시킨다

발뒤꿈치와 발 앞부분의 균형점(42쪽 참조)에 체중을 균등히 배분하고 자세를 시작하면 몸이 안정을 이룬다. 몸 전체의 균형을 잃지 않도록 발의 균형을 유지하고, 다리를 펴서 안정되게 하며, 골반에서 몸통을 위로 펴주고, 가슴뼈를 끌어올리고, 허리뼈의 위치를 조정한다. 날마다 이런 자세를 유지한다면 그 어떤 허리 통증도 사라질 것이다.

주의사항

- 다리를 곧게 펼 때, 슬개골(무릎 가운데의 작은 종지 모양의 오목한 뼈)을 들어 올리거나 다리 근육을 위로 당겨 펴줄 때 무릎을 긴장시키지 않도록 한다.
- 엉덩이는 발목뼈와 일직선상에 놓일 수 있게 한다.
- 배를 안쪽으로 끌어당기지 않는다. 골반 전면을 들어 올리면 배는 척추 쪽을 향해 뒤쪽으로 움직인다.

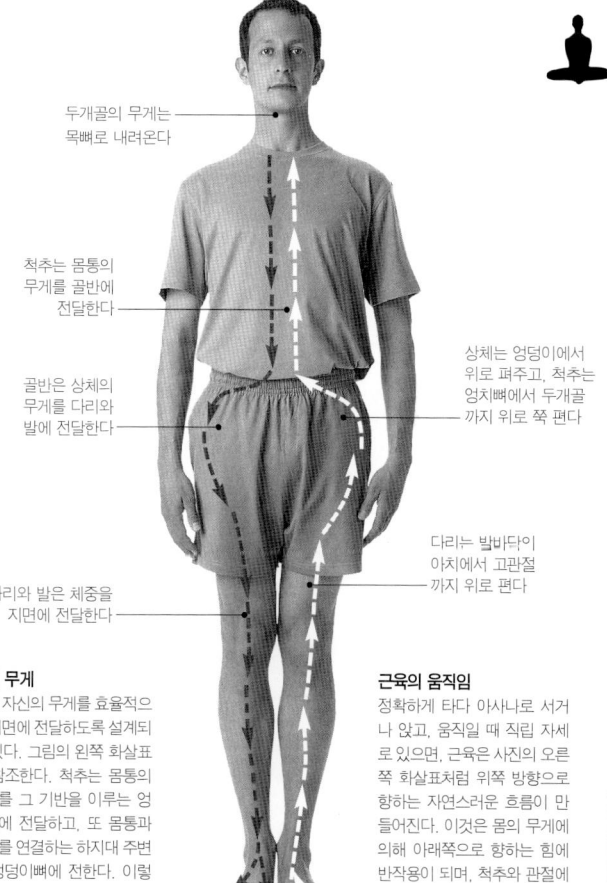

두개골의 무게는 목뼈로 내려온다

척추는 몸통의 무게를 골반에 전달한다

상체는 엉덩이에서 위로 펴주고, 척추는 엉치뼈에서 두개골까지 위로 쭉 편다

골반은 상체의 무게를 다리와 발에 전달한다

다리는 발바닥의 아치에서 고관절까지 위로 편다

다리와 발은 체중을 지면에 전달한다

몸의 무게

몸은 자신의 무게를 효율적으로 지면에 전달하도록 설계되어 있다. 그림의 왼쪽 화살표를 참조한다. 척추는 몸통의 무게를 그 기반을 이루는 엉치뼈에 전달하고, 또 몸통과 다리를 연결하는 하지대 주변의 엉덩이뼈에 전한다. 이렇게 몸의 무게는 다리에서 발까지 아래로 이동한다.

근육의 움직임

정확하게 타다 아사나로 서거나 앉고, 움직일 때 직립 자세로 있으면, 근육은 사진의 오른쪽 화살표처럼 위쪽 방향으로 향하는 자연스러운 흐름이 만들어진다. 이것은 몸의 무게에 의해 아래쪽으로 향하는 힘에 반작용이 되며, 척추와 관절에 주어지는 중력의 영향을 줄이는 효과가 있다.

삼각 자세

우티타 트리코나 아사나라고 부르는 삼각 자세는 허리와 다리의 유연성을 향상시킨다. 서서 하는 모든 자세처럼 산 자세로 시작하고 몸과 다리, 팔을 이용하여 연속적으로 삼각형을 만들어간다.

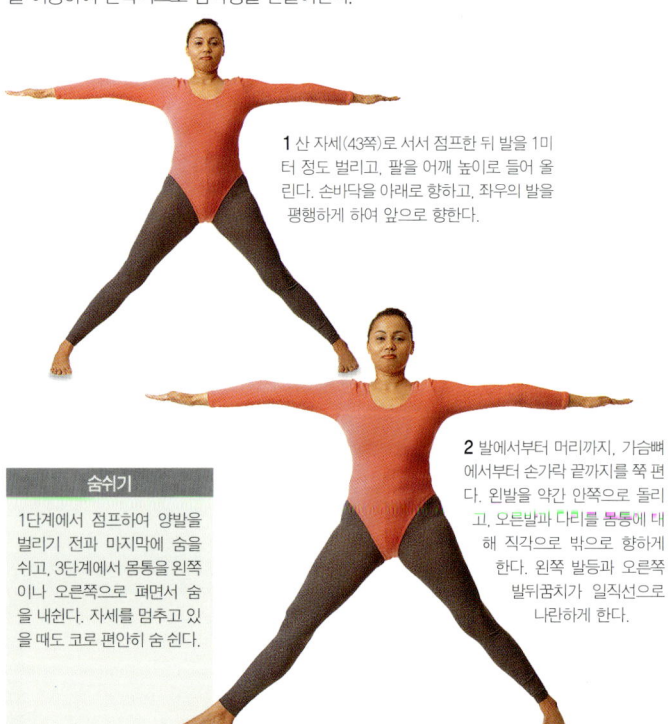

1 산 자세(43쪽)로 서서 점프한 뒤 발을 1미터 정도 벌리고, 팔을 어깨 높이로 들어 올린다. 손바닥을 아래로 향하고, 좌우의 발을 평행하게 하여 앞으로 향한다.

2 발에서부터 머리까지, 가슴뼈에서부터 손가락 끝까지를 쭉 편다. 왼발을 약간 안쪽으로 돌리고, 오른발과 다리를 몸통에 대해 직각으로 밖으로 향하게 한다. 왼쪽 발등과 오른쪽 발뒤꿈치가 일직선으로 나란하게 한다.

숨쉬기

1단계에서 점프하여 양발을 벌리기 전과 마지막에 숨을 쉬고, 3단계에서 몸통을 왼쪽이나 오른쪽으로 펴면서 숨을 내쉰다. 자세를 멈추고 있을 때도 코로 편안히 숨 쉰다.

3 숨을 들이쉬고 몸을 쭉 펴며, 숨을 내쉬면서 오른손이 오른쪽 바닥과 오른쪽 종아리 뒤쪽에 약간 닿을 때까지 허리를 직각으로 굽힌다. 몸통과 다리를 조정하여 왼팔을 뻗어 오른팔과 직선이 되게 하고 머리를 왼쪽으로 돌려 위를 본다. 자연스럽게 호흡하며 10~15초간 이 자세를 유지한다.

벽 이용하기

등을 벽에 대고, 아래 사진처럼 연습하면 자세를 만들기 쉽다. 즉, 어깨를 엉덩이와 다리, 양다리와 몸통의 일직선에 오게끔 유지할 수 있다.

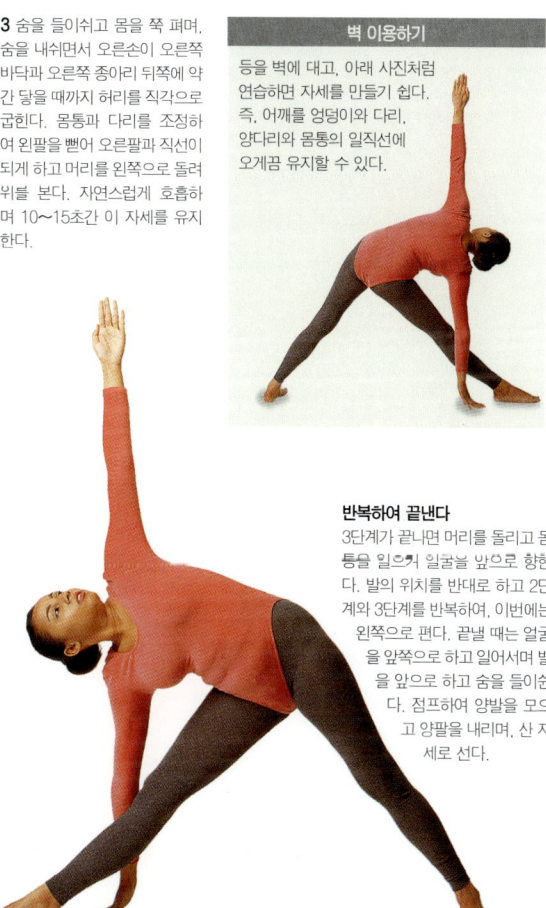

반복하여 끝낸다

3단계가 끝나면 머리를 돌리고 몸통을 일으켜 얼굴을 앞으로 향한다. 발의 위치를 반대로 하고 2단계와 3단계를 반복하여, 이번에는 왼쪽으로 편다. 끝낼 때는 얼굴을 앞쪽으로 하고 일어서며 발을 앞으로 하고 숨을 들이쉰다. 점프하여 양발을 모으고 양팔을 내리며, 산 자세로 선다.

몸을 일직선으로 유지하기

삼각 자세의 열쇠는 몸 전체를 정렬하는 것이고, 이것은 전신의 스트레칭에 달려 있다. 바른 자세는 몸을 펴는 것에서 시작된다.

타다 아사나(42~45쪽 참조)는 발의 아치에서부터 두개골의 윗부분까지 모든 부위를 위를 향해 당겨 펴준다. 그리고 점프하여 양발을 크게 벌린 후에 잠깐 쉬고 나서 양발을 평행으로 하여 다리를 펴고, 가슴뼈를 들어올리며, 어깨를 뒤쪽 아래로 내리고, 양팔을 손가락 끝까지 곧게 편다.

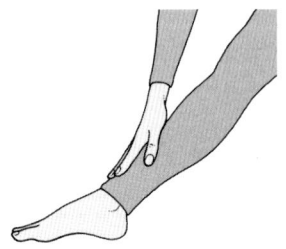

3단계에서 허리를 굽힐 때 처음에 손이 종아리까지만 도달한다면, 손을 다리에 놓고 바닥에 닿을 때까지 점차 손을 내린다.

몸을 힘껏 늘인다

엉덩이에서 몸을 굽히기 전에 가랑이에서부터 들어 올리고, 가슴을 펴는 등 스트레칭 상태를 유지하는 것이 중요하다. 다리를 위쪽으로 쭉 펴서 좌골(26~27쪽 참조)을 바닥으로 향하여 펴지게 하고, 양 옆구리를 늘인다. 손이 바닥에 닿지 않아도, 자세를 완성하고 있다는 자신감을 느낄 수 있다. 다리와 등을 일직선으로 만드는 동안 의자나 쌓아 놓은 책 대신 다리에 손을 두고 몸을 펴는 것에 집중한다.

삼각 자세를 연습해 가는 동안에 굳어진 허리가 풀리고, 손을 조금 씩 더 내릴 수 있을 것이다.

주의사항

- 가장 중요한 옆구리의 위치가 앞쪽으로 향하지 않게 한다. 벽을 향해 누르면서 원을 그리듯이 움직인다.
- 오른쪽 다리는 오른쪽 밖으로 향하고, 왼쪽 종아리는 앞으로 향하게 한다.

삼각 자세의 분석

46~47쪽에서 삼각 자세의 기본 단계를 해보았으면, 좀더 세부적인 사항을 알 필요가 있다. 몸통을 앞쪽으로 돌리거나 양쪽 다리를 안쪽으로 하기가 쉬운데, 요가 자세에 따라 차이점이 자세히 해설되어 있으므로, 사진으로 설명한 요점을 의식하여 화살표로 표시한 방향으로 몸을 펴면. 자세를 발전시키는 데 도움이 될 것이다.

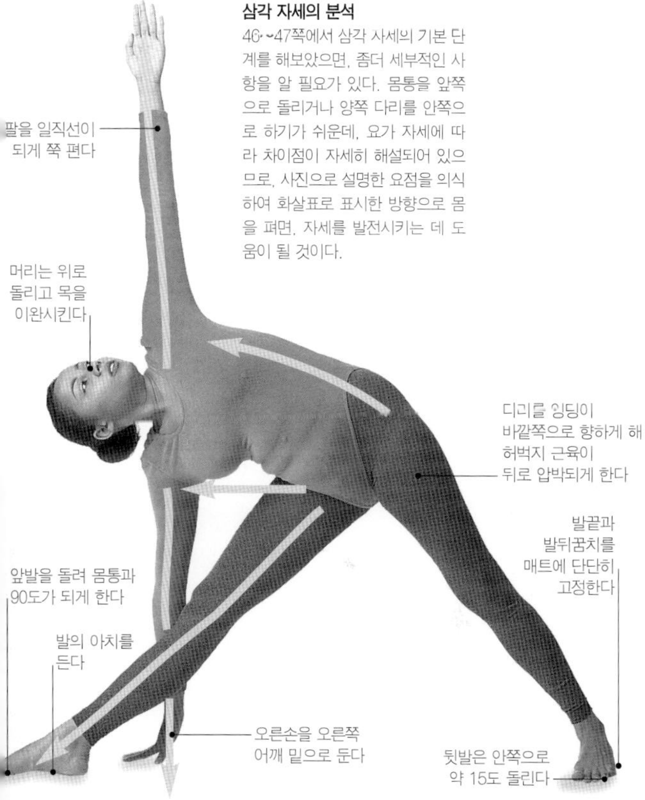

- 팔을 일직선이 되게 쭉 편다
- 머리는 위로 돌리고 목을 이완시킨다
- 앞발을 돌려 몸통과 90도가 되게 한다
- 발의 아치를 든다
- 오른손을 오른쪽 어깨 밑으로 둔다
- 다리를 엉덩이 바깥쪽으로 향하게 해 허벅지 근육이 뒤로 압박되게 한다
- 발끝과 발뒤꿈치를 매트에 단단히 고정한다
- 뒷발은 안쪽으로 약 15도 돌린다

옆으로 기울여 펴는 자세

삼각 자세로 있다가 아래 사진에서 보여주는 **우티타 파르스바코나 아사나** 동작을 한다. 이 자세는 몸 전체로 삼각형을 만들며, 몸 옆쪽을 발에서부터 손가락 끝까지 편다. 이 자세는 발목, 종아리, 무릎, 허벅지에 힘을 주고 위치를 조정하며, 나아가서는 허리와 엉덩이를 날씬하게 해준다.

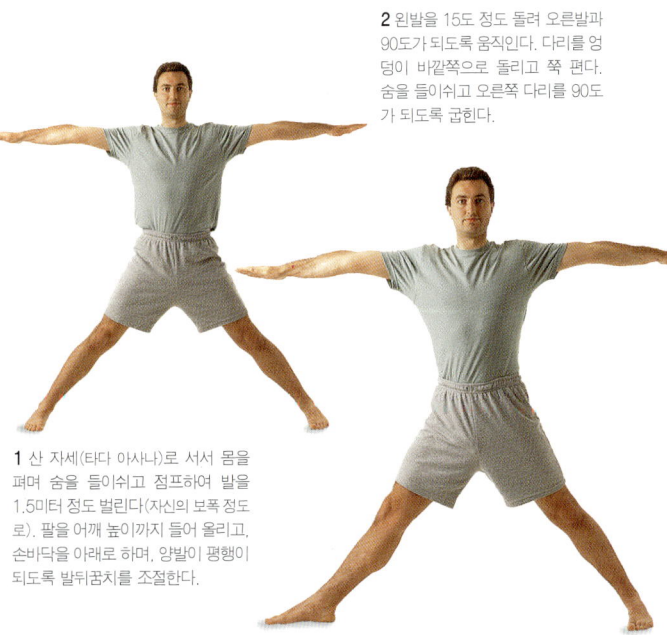

2 왼발을 15도 정도 돌려 오른발과 90도가 되도록 움직인다. 다리를 엉덩이 바깥쪽으로 돌리고 쭉 편다. 숨을 들이쉬고 오른쪽 다리를 90도가 되도록 굽힌다.

1 산 자세(타다 아사나)로 서서 몸을 펴며 숨을 들이쉬고 점프하여 발을 1.5미터 정도 벌린다(자신의 보폭 정도로). 팔을 어깨 높이까지 들어 올리고, 손바닥을 아래로 하며, 양발이 평행이 되도록 발뒤꿈치를 조절한다.

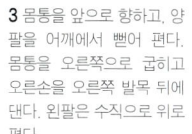

3 몸통을 앞으로 향하고, 양 팔을 어깨에서 뻗어 편다. 몸통을 오른쪽으로 굽히고 오른손을 오른쪽 발목 뒤에 댄다. 왼팔은 수직으로 위로 편다.

적당한 보폭

서는 자세에서 점프하여 발을 1~1.5미터 정도 충분히 벌려준다. 어느 정도 넓혀야 하는지는 다리 길이에 따라 다르다. 키가 작은 사람은 90~110센티미터 정도가 적당하다. 다리가 긴 사람은 120~140센티미터 정도로 한다.

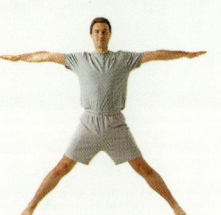

4 왼팔을 오른쪽으로 돌리는데, 팔이 귀에 닿을 정도로 머리 쪽으로 향하여 움직인다. 몸 왼쪽이 발에서부터 손가락까지 일직선이 되게 한다. 위쪽을 보며 10~15초 정도 자세를 유지한다.

반복하고 끝낸다

얼굴을 앞으로 향하고, 상체를 일으키며, 오른쪽 다리를 끝게 펴 선다. 양발을 앞으로 한다. 몸을 왼쪽으로 구부리고 오른팔을 펴는 2단계와 3단계를 반복한다.

옆으로 기울여 스트레칭하기

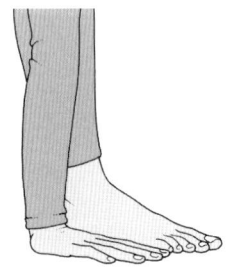

자세를 잡는다
2단계에서 무릎을 굽힐 정강이가
바닥과 90도를 이루어야 한다.
3단계에서 옆으로 기울일 때 오른손을
오른쪽 발목 옆에 발과 나란히 둔다.

옆으로 기울여 스트레칭하는 이 자세는, 1단계의 스트레칭을 유지하며 숨을 들이쉬고 가랑이에서 가슴뼈와 손끝까지 쭉 펴면 몸 양쪽이 스트레칭에 크게 도움이 된다.

2단계를 시작할 때는 발의 위치에 주의해야 한다. 왼발의 발가락을 약간 움직여 바닥을 누르고 발의 아치를 들어 올리며, 엉덩이 바깥쪽으로 돌려 약간 앞을 향하게 한다. 허벅지 근육은 뒤로 압박하고, 오른쪽 다리는 고관절에서 돌려 오른발이 몸통과 직각을 이루고 왼쪽 발등과 일직선이 되게 한다.

옆으로 굽히기

위쪽으로 쭉 편 상태를 유지하며, 엉덩이에서 오른쪽으로 굽히며 양쪽 다리를 밖으로 뻗는다. 몸통을 앞으로 유지하며 오른쪽 옆구리를 허벅지를 따라 구부리고 오른손을 오른쪽 어깨에서 똑바로 내려 발목 뒤에 둔다. 이때 왼쪽 옆구리가 왼발 바깥쪽으로 일직선이 되게 하며, 이 직선은 왼발, 엉덩이, 왼쪽 옆구리, 왼팔을 따라 만들어진다.

주의사항

- 머리, 어깨, 몸통, 엉덩이가 일직선을 유지하도록 한다. 어깨와 몸통이 앞으로 쏠리지 않게 한다.
- 발을 돌릴 때 다리도 고관절에서 같은 방향으로 돌린다. 발, 다리, 무릎이 같은 방향이 되게 한다.

옆으로 기울여 펴는 자세 분석

다음의 세부 사항에 주의하여 51쪽의 옆으로 펴는 자세의 4단계를 연습한다.

- 어깨를 뒤쪽으로 유지하며 엉덩이선과 일치하게 한다
- 몸통이 앞을 향하게 한다
- 무릎이 발목 위로 똑바로 오게 하고 뒤쪽을 위팔로 누른다
- 엉덩이는 앞을 향한다
- 왼쪽 다리를 고관절에서 돌려 뻗는다
- 왼발과 일직선상에서 오른쪽 허벅지가 바닥과 평행을 이루게 한다
- 체중을 양발에 균일하게 싣는다
- 발가락을 이완시키고 발의 아치를 들어 올린다

앞으로 구부리는 자세

지금까지 소개한 두 가지 자세를 연습한 후에는 몸을 이완시켜 줄 필요가 있다. 이제부터 소개하는 앞으로 구부리기는 등을 쉬게 하는 데 특히 효과적이다. 앉아서 하는 것과 서서 하는 것이 있으며, 양쪽 모두 편안함을 주는 자세이다.

무릎 꿇고 앞으로 구부리기

1 발을 모아서 무릎을 꿇고, 무릎을 약 30센티미터 정도 벌리며 발뒤꿈치 위로 깊숙이 앉는다. 손을 엉덩이 옆의 바닥에 댄다.

2 엉덩이를 발뒤꿈치에 붙인 채 허리를 구부려 양팔을 앞으로 편다. 가슴을 허벅지에 대고, 이마를 매트에 닿게 하며, 손은 손바닥을 아래로 하여 머리 앞의 매트에 놓는다. 자연스럽게 호흡을 하면서 이 자세를 20초 이상 유지한다. 그러고 나서 무릎을 구부린 상태로 몸통과 양팔을 일으킨다.

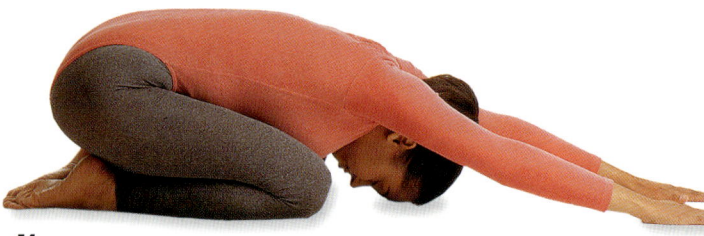

서서 앞으로 구부리기

1 의자의 등받이에서 1미터 정도 떨어져 양발을 30센티미터 정도 벌리고 선다. 체중을 발 앞쪽과 발뒤꿈치에 균등하게 걸친다. 양발을 펴고 숨을 들이마시며, 양팔을 머리 위로 올리고 엉덩이에서 손끝까지 쭉 편다.

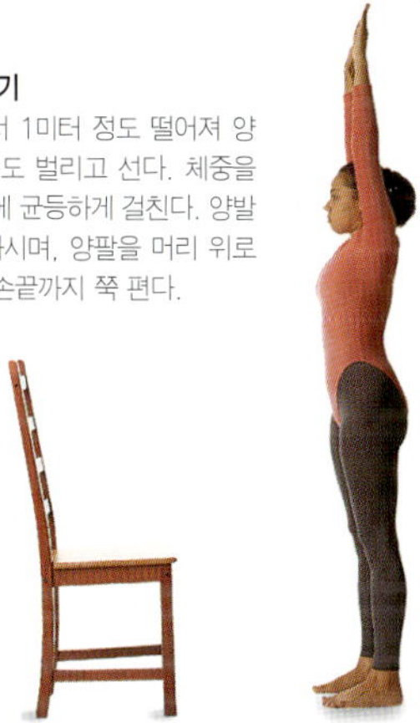

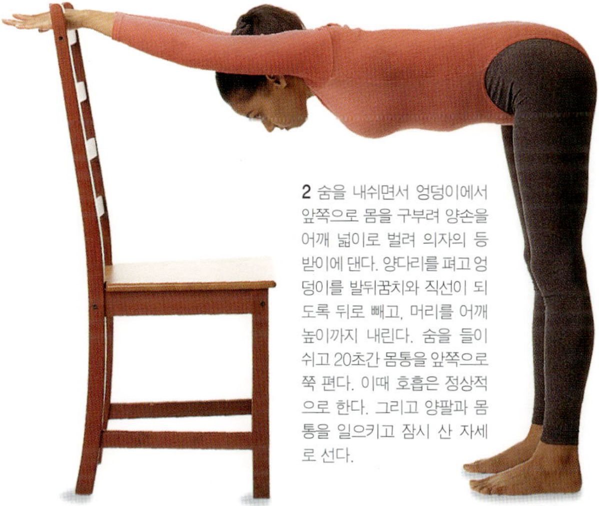

2 숨을 내쉬면서 엉덩이에서 앞쪽으로 몸을 구부려 양손을 어깨 넓이로 벌려 의자의 등받이에 댄다. 양다리를 펴고 엉덩이를 발뒤꿈치와 직선이 되도록 뒤로 빼고, 머리를 어깨 높이까지 내린다. 숨을 들이쉬고 20초간 몸통을 앞쪽으로 쭉 편다. 이때 호흡은 정상적으로 한다. 그리고 양팔과 몸통을 일으키고 잠시 산 자세로 선다.

마음의 안정과 휴식

앞으로 구부리기는 마음을 안정시키고, 몸을 쉬게 할 수 있다. 머리의 높이를 몸통과 같거나 낮게 하는 자세는 기력을 회복시키는 것으로 알려져 있다. 또 몸을 펴서, 척추의 부담을 줄이고 척추골 사이를 벌려준다. 무릎을 꿇고 앞으로 구부리면, 하루의 대부분을 서서 지내기 때문에 생기는 요통을 완화할 수 있다.

처음에 무릎 꿇기가 어려우면 접은 담요를 대고 한다. 이 자세는 무릎과 발을 붙이고 할 수도 있으나, 무릎을 벌리고 앞으로 구부리면 엉덩이를 발뒤꿈치에 대거나 이마를 매트에 대기 쉬워진다. 처음부터 이렇게 할 수 없으면, 두세 번 접은 담요나 발포 블록 등에 머리를 댄다. 필요하면 발뒤꿈치에도 두며, 이렇게 하면 깊숙이 앉을 수 있다. 이 동작으로 경직된 무릎, 엉덩이, 척추가 부드럽게 되며, 그러면 따로 보조 도구가 필요 없게 된다.

무릎 꿇고 앞으로 구부리기 분석
54쪽의 무릎 꿇고 앞으로 구부리기 동작 중 기본 1단계를 따라할 때 다음 사항에 주의한다.

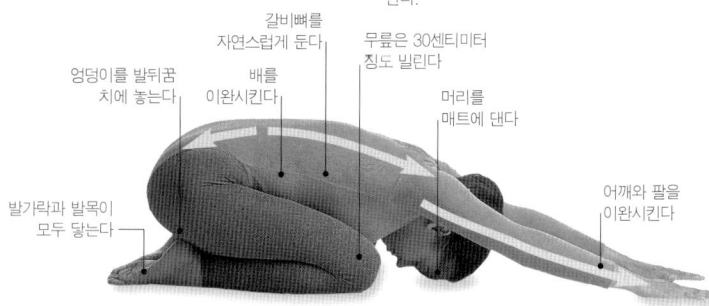

- 엉덩이를 발뒤꿈치에 놓는다
- 발가락과 발목이 모두 닿는다
- 갈비뼈를 자연스럽게 둔다
- 배를 이완시킨다
- 무릎은 30센티미터 정도 벌린다
- 머리를 매트에 댄다
- 어깨와 팔을 이완시킨다

허리에서 구부리기

55쪽처럼 서서 앞으로 구부리면 허벅지 뒤의 근육과 힘줄이 풀릴 것이다. 그러나 엉덩이 높이까지 구부리지 않으면 제대로 펴지지 않는다. 중요한 것은 엉덩이에서 구부리는 것이다. 따라서 엉덩이 높이 정도의 등받이가 있는 의자(또는 발판이나 테이블)를 선택해야 한다. 의자가 높으면 힘줄이 잘 펴지지 않고, 너무 낮으면 엉덩이가 아니라 허리에서 구부러지게 된다. 다리에 통증을 느끼지 않을 정도로 의자에서 떨어진 위치에서 펴도록 한다.

서서 앞으로 구부리는 자세 분석
55쪽의 서서 앞으로 구부리기를 잘하려면 다음의 요점에 주의한다.

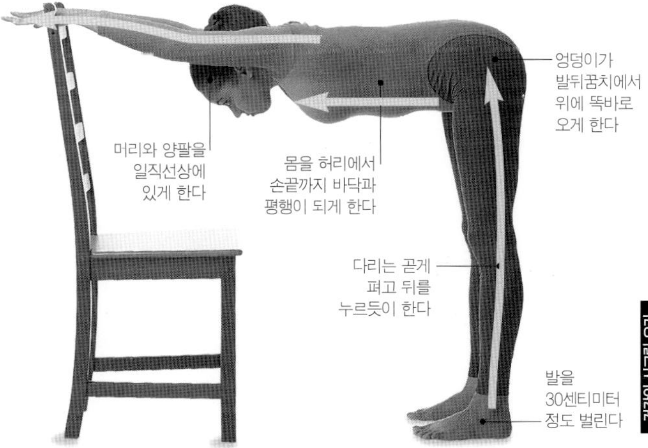

- 엉덩이가 발뒤꿈치에서 위에 똑바로 오게 한다
- 머리와 양팔을 일직선상에 있게 한다
- 몸을 허리에서 손끝까지 바닥과 평행이 되게 한다
- 다리는 곧게 펴고 뒤를 누르듯이 한다
- 발을 30센티미터 정도 벌린다

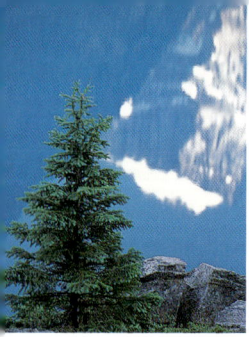

자연의 영감
나무 자세는 산에서 자라는 소나무 꼭대기 가지처럼 양손을 모아 하늘로 편다.

나무 자세

나무 자세로 완벽하게 균형을 잡는 것은 요가의 모든 면에서 기본이 된다. 나무 자세인 **브륵사 아사나**를 처음으로 시도할 때는 몸이 흔들릴 수 있으나 계속 연습하면 발목과 발이 강해져서 능숙하게 균형을 잡을 수 있게 된다. 좀더 자신감 있게 균형을 잡으면 마음도 편안해진다. 나무 자세로 발끝에서부터 머리와 팔까지 몸을 스트레칭할 수 있으며, 그러면 다리 근육이 강화되고, 등뼈가 펴지며, 척추가 똑바르게 된다.

1 산 자세로 서서 스트레칭한다. 체중을 왼쪽 다리에 싣고, 오른쪽 다리를 고관절에서 밖으로 향하게 하면서 무릎을 구부려 오른손으로 발목을 잡는다.

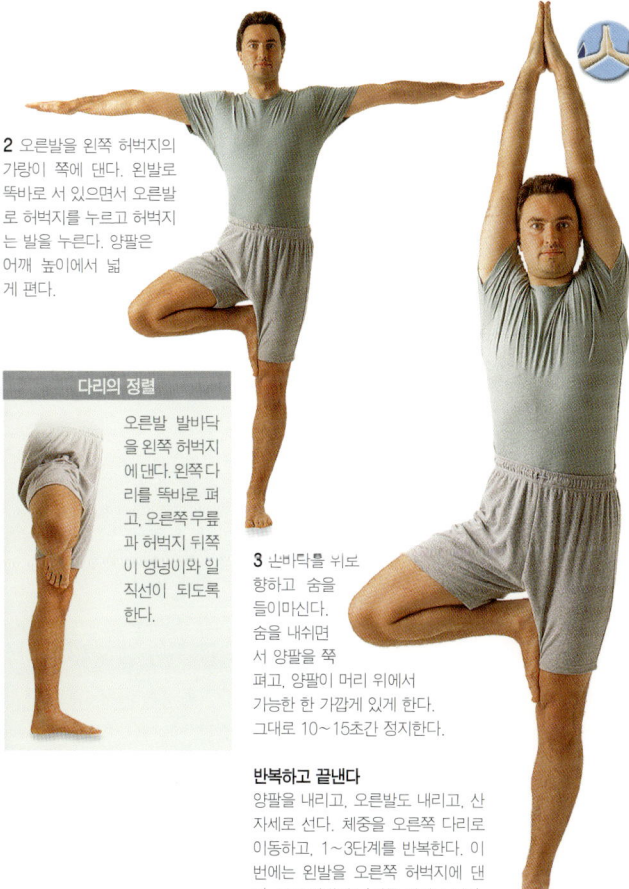

2 오른발을 왼쪽 허벅지의 가랑이 쪽에 댄다. 왼발로 똑바로 서 있으면서 오른발로 허벅지를 누르고 허벅지는 발을 누른다. 양팔은 어깨 높이에서 넓게 편다.

다리의 정렬

오른발 발바닥을 왼쪽 허벅지에 댄다. 왼쪽 다리를 똑바로 펴고, 오른쪽 무릎과 허벅지 뒤쪽이 엉덩이와 일직선이 되도록 한다.

3 손바닥을 위로 향하고 숨을 들이마신다. 숨을 내쉬면서 양팔을 쭉 펴고, 양팔이 머리 위에서 가능한 한 가깝게 있게 한다. 그대로 10~15초간 정지한다.

반복하고 끝낸다

양팔을 내리고, 오른발도 내리고, 산 자세로 선다. 체중을 오른쪽 다리로 이동하고, 1~3단계를 반복한다. 이번에는 왼발을 오른쪽 허벅지에 댄다. 그후 양팔과 다리를 내리고 쉰다.

균형감의 향상

나무 자세의 균형 유지는, 처음에 산 자세로 몸을 얼마나 잘 스트레칭할 수 있는가에 의해 결정된다. 체중을 서 있는 쪽 다리로 이동시킬 때 그 다리는 더 강하게 펴주어야 한다.

처음에는 고관절이 경직되어 한쪽 발을 반대쪽 다리의 허벅지 위까지 들어 올리기 어려울 수도 있다. 이런 경우에는 발목에 벨트를 감아 들어 올리면 된다. 얼마 안 있어 관절이 부드러워질 것이다. 벨트를 사용하면 양팔을 들어 올릴 수 없지만 바로 서서 스트레칭할 수 있다.

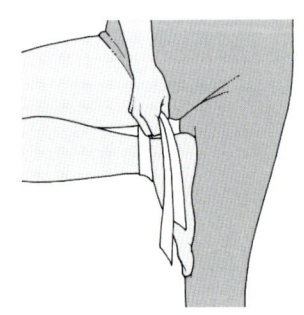

자세에 몰두한다
발을 허벅지에 대기 어렵거나, 팔이 짧아 발목에 닿지 않으면 발목에 벨트를 감아 같은 쪽 손으로 잡는다.

균형 잡는 요령

들어 올린 발로 서 있는 다리의 허벅지 가랑이 쪽을 누르고, 그 허벅지로 발뒤꿈치와 발바닥을 누르는 것이 이 자세의 균형을 잡는 비결이다. 발과 허벅지 안쪽이 자석처럼 작용하여 서로 누르는 모습을 상상한다. 좌골을 바닥 쪽으로 펴주면서, 정면 눈높이에 있는 어떤 물체에 눈의 초점을 맞추는 것도 균형 유지에 도움이 된다.

몸을 최대한 펴주기

균형이 잡혔다고 느껴지면, 손바닥을 아래로 향하여 양팔을 천천히 어깨 위치까지 올린다. (한 손으로 벨트를 잡고 있다면 비어 있는 손을 엉덩이 쪽으로 보낸다). 머리를 똑바로 하고 양팔은 손바닥이 위로 향하도록 돌린다. 숨을 내쉬고 양팔을 머리 위로 올린다. 이 자세를 취하는 동안에는 정상적으로 숨쉬고, 발에서부터 손가락 끝까지 확실하게 펴준다. 스트레칭을 즐겨라.

주의사항

- 구부린 다리의 허벅지와 무릎이 몸통과 일직선이 되게 한다.
- 엉덩이가 수평으로 유지되도록 조정한다.
- 좌골은 아래로 펴지게 한다.
- 양팔을 위로 펴고, 가슴뼈를 들어올리며, 흉곽이 앞으로 나가지 않게 한다.

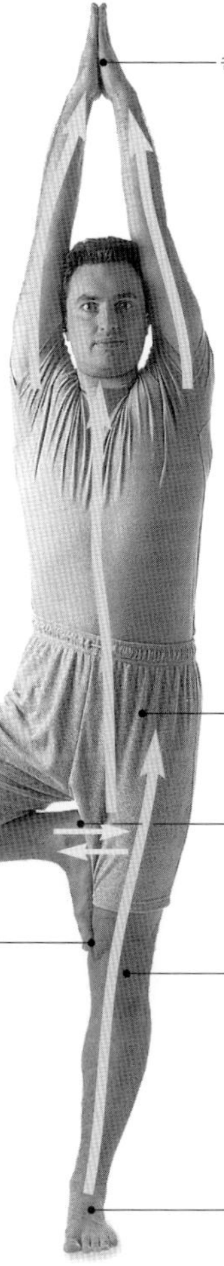

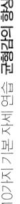

손바닥을 마주한다

왼쪽과 오른쪽 엉덩이가 일직선을 이루게 한다

발뒤꿈치를 가랑이에 붙인다

오른쪽 허벅지와 무릎이 몸통과 직각이 되게 하고, 무릎을 아래로 향한다

발끝을 아래로 향한다

왼쪽 다리를 곧게 편다

서 있는 나무 자세 분석
59쪽의 나무 자세로 균형을 잡기 위해서는 옆의 사진과 같은 세부 사항에 주의를 기울여야 한다.

체중을 발 앞과 발뒤꿈치에 균일하게 싣는다

다리 펴기 자세

우르드바 프라사리타 파다 아사나라고 하는 이 자세는 피곤하다고 느끼거나 발이나 다리가 아플 때 훌륭한 피로 회복제 구실을 한다. 다음 장에서 소개하는 복잡한 자세에도 간단히 끼워 넣을 수 있는 휴식 자세이다. 위장 내 가스를 제거하는 자세로 추천하는 전문가도 있다. 위의 근육을 조이고 배를 날씬하게 만들려면 벽을 이용하지 않고 자세를 취한다.

1 다리를 굽히고 한쪽으로 누워 양쪽 엉덩이를 벽에 댄다.

2 엉덩이를 벽에 붙인 채로 등을 굴려 양발을 벽에 붙여 곧게 편다. 허벅지, 종아리, 발뒤꿈치로 벽을 민다.

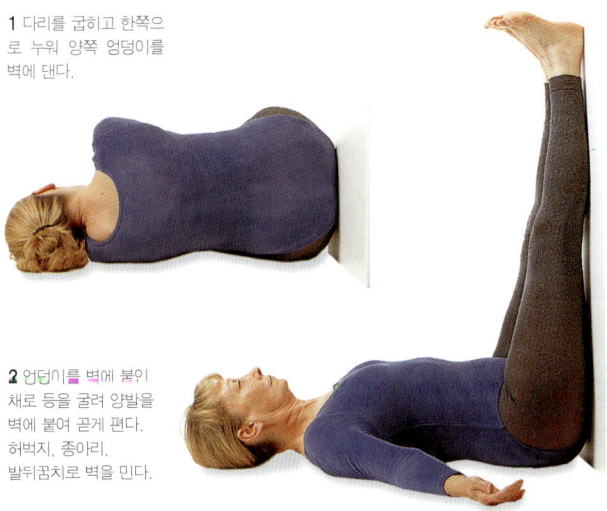

제대로 동작을 취하려면

척추 전체를 매트에 대며, 엉덩이와 매트와 벽 사이에 틈을 만들면 안 된다. 종아리 근육을 긴장시키면 발을 펼 때 엉덩이가 매트에서 올라올 수 있다. 틈을 만들지 않기 위해서는 엉덩이를 벽에서 조금 떨어뜨려 다리와 몸통의 각도를 넓힌다. 점차 종아리 근육이 펴지는 것에 따라 엉덩이와 매트, 벽 사이의 틈이 줄어든다.

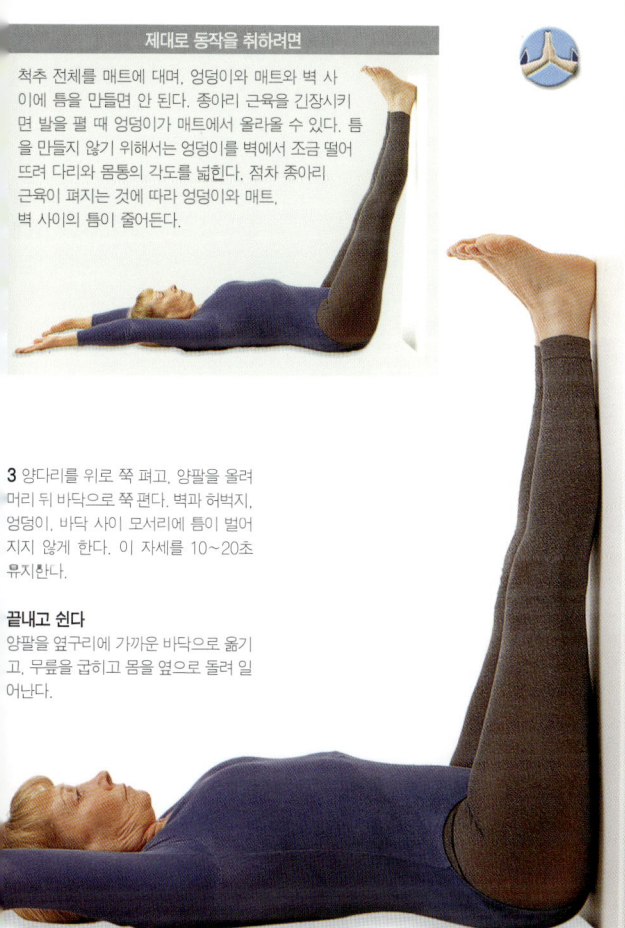

3 양다리를 위로 쭉 펴고, 양팔을 올려 머리 뒤 바닥으로 쭉 편다. 벽과 허벅지, 엉덩이, 바닥 사이 모서리에 틈이 벌어지지 않게 한다. 이 자세를 10~20초 유지한다.

끝내고 쉰다

양팔을 옆구리에 가까운 바닥으로 옮기고, 무릎을 굽히고 몸을 옆으로 돌려 일어난다.

몸과 마음을 이완시키며 마무리한다

이완 자세 중 자주 취하는 것은, 시체 자세라고 부르는 **사바 아사나 1**이다. 이것은 몸을 스트레칭한 후의 근육을 이완시켜, 움직임에 집중했던 마음을 쉬게 해준다. 우선 등, 양다리와 양발, 그리고 양팔과 양손을 편다. 그리고 나서 두 눈을 감고, 몸 전체 각 부분에 의식을 집중한다. 사지의 근육과 관절을 이완시키고, 배와 등 근육의 긴장을 풀어주며, 턱을 부드럽게 하고, 얼굴이나 눈 주위 근육의 긴장을 없앤다. 몸의 각 부분에 차례로 천천히 의식을 집중하고, 부드럽게 숨 쉬면 긴장되어 있던 마음이 편안해진다.

스트레스 해독제

기본 자세 연습은 사바 아사나 1 자세로 몇 분 동안 몸과 마음을 완전히 이완시키며 마무리한다. 일상으로 돌아오기 위한 신체적·정신적인 준비를 하고 연습을 마친다. 이 자세는 연습 시간 외에도 스트레스나 긴장을 푸는 데 도움이 된다.

혼자 사바 아사나를 5~10분간 유지하면 마음이 맑아져 어려운 상황에 좀더 쉽게 대처할 수 있게 된다.

시체 자세 분석

65쪽에 있는 사바 아사나 1의 단계를 따라 다음 세부 사항을 확인한다. 그리고 호흡과 몸의 각 부분을 이완시키는 것에 주의를 기울인다.

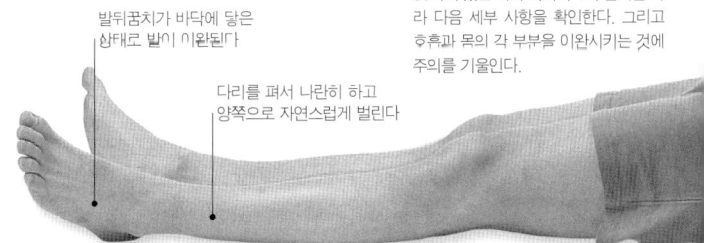

발뒤꿈치가 바닥에 닿은 상태로 발이 이완된다

다리를 펴서 나란히 하고 양쪽으로 자연스럽게 벌린다

1 양다리를 붙이고 앉아 무릎을 굽힌다. 양손을 엉덩이 옆 바닥에 둔다. 머리가 매트에 닿을 때까지 천천히 척추를 내린다. 좌골을 발쪽으로 펴고, 발이 서로 닿도록 천천히 양다리를 편다.

— 척추를 차례차례 편다

2 머리를 들어 올려 양다리와 몸이 올바른 위치에 있는지 확인하고, 몸통과 일직선이 되도록 머리를 내린다. 발이 닿도록 양다리를 끌어당기고, 발뒤꿈치가 머리에서 멀어지도록 다리를 편다. 양팔을 어깨에서 돌려 손바닥이 위로 가게 한다. 어깨에서부터 손가락 끝까지 펴주고 힘을 빼며, 두 눈을 감고 천천히 몸 전체를 이완시킨다.

손은 위를 향하게 한다

양팔은 몸에서 약간 떨어지게 한다

머리는 몸과 일직선이 되게 한다

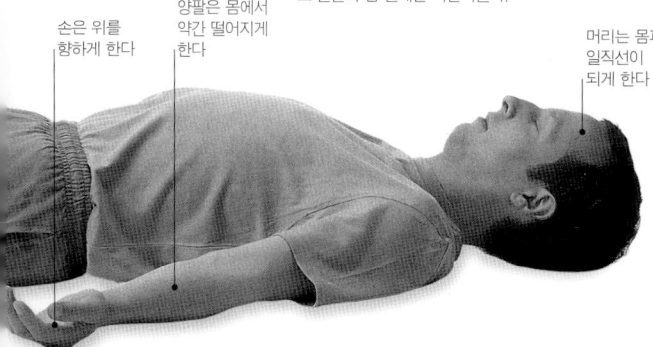

꼭 알아야 할
전통 요가 자세

앞에서 소개한 열 가지 기본 자세에 익숙해지면 새로운 자세를 배우고 싶은 생각이 들 것이다. 여기서는 약 40가지의 전통적인 요가 자세를 사진과 함께 소개한다. 자세는 크게 여섯 개의 범주로 나뉘는데, 서서 하는 자세, 앉아서 하는 자세, 바닥에서 하는 자세, 앉아서 몸을 비트는 자세, 뒤로 굽히는 자세, 물구나무서기 자세 등을 차례로 소개할 것이다. 마지막에는 재미있는 어깨·손 운동도 소개한다.

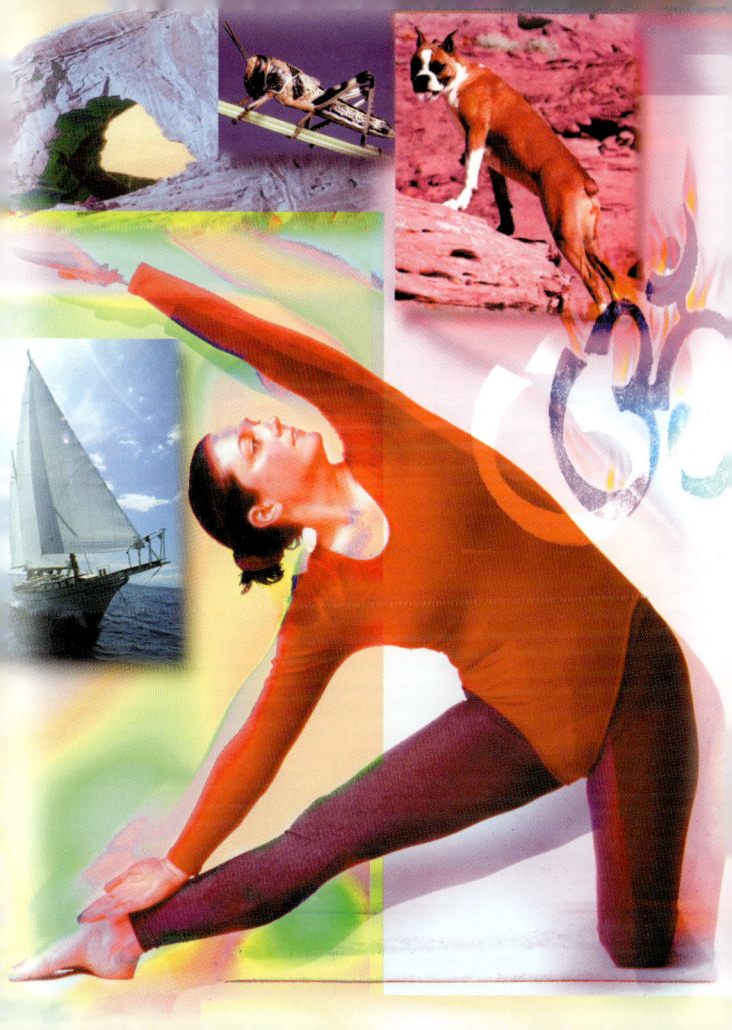

끊임없이 배우고 연습한다

앞장에서 소개한 열 가지 자세는 다양한 요가 자세의 기초가 되는 것이다. 익숙해지는 정도에 따라 새로운 자세를 배워가지만, 기본 자세 연습은 계속해야 한다. 요가를 몇 년이나 공부한 사람도 산 자세를 능숙하게 하기 위해 연습을 계속한다. 모든 자세는 평생 배워가는 것이다.

수련의 순서

이 장의 모든 자세를 반드시 책의 순서대로 따라할 필요는 없다. 그러나 초보자는 70~105쪽의 서서 하는 자세부터 시작하면 좋다. 왜냐하면 이러한 자세를 연습하면 힘이 생기고 유연성이 좋아지기 때문이다. 그중에서도, 별로 힘이 들지 않는 자세(각 쪽의 오른쪽 위에 푸른색 마크로 표시되어 있다)를 벽을 이용하여 연습하면 체력을 회복하는 데 도움이 된다. 그러나 너무 오래 스트레칭을 하는 것은 좋지 않다. 가장 좋은 방법은, 5~10초 정도 자세를 유지하다가 쉬고, 다시 반복하는 것이다. 그러면 조금씩 익숙해져 가는 것을 느낄 것이다.

전인적 연습

요가의 모든 자세는 몸 전체를 사용한다. 예를 들어 어깨가 뻐근하다고 느끼는 경우에 연습하는 동안 계속 어깨 운동만 반복할 필요는 없다. 서거나 앉거나 바닥에서 하는 자세도 어깨 결림을 완화하는 데 도움이 된다. 서서 하는 자세를 마치고 난 뒤 시도하는 앉아서 하는 자세나 바닥에서 하

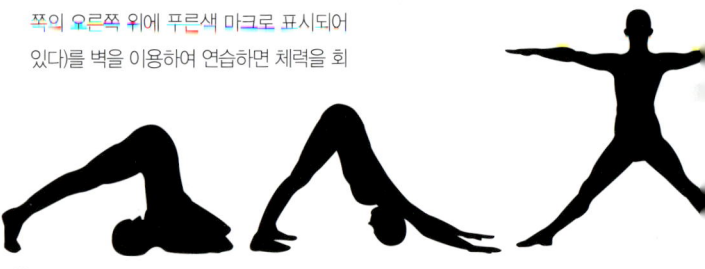

는 자세는 강도가 높기 때문에 처음에는 힘들고 많은 노력이 필요할 수 있다. 그러나 몸에 부담이 될 정도로 무리해서는 안 된다. 유연성과 내구력이 생기려면 시간이 필요하고, 자신이 만족할 수만 있으면 그것으로 충분하기 때문이다.

요가는 도달해야 할 목표나 점수가 없다. 긴장을 풀고 여유로운 마음으로 서서히 몸을 펴주면서, 어떤 자세에서 몸에 너무 부담이 느껴지면 중지하고, 몸이 부드러워질 때까지는 부담이 덜한 자세로 계속한다.

보조 도구와 안전 확보

먼저 이 책에서 컬러 사진으로 설명하는 단계에 따라 자세를 배워나가기 바란다. 그 다음의 흑백 쪽에는 그 자세를 좀더 자세히 분석하고 설명해 놓았다. 발포 블록이나 접은 담요, 또는 전화번호부 책을 쌓아 사용하면, 허리 버팀목이 되고 허리를 쉽게 할 수 있어 자세 완성에 도움이 된다. 벨트도 몸을 펴는 데 도움이 된다. 186~193쪽에 있는 물구나무서기 자세는 항상 접은 담요나 발포 블록으로 받쳐주어야 한다. 그리고 바닥에서 하는 자세를 마치고 누운 자세에서 일어설 때는 허리를 다치지 않도록 몸을 한쪽 편으로 돌려 일어난다.

그러나 자신의 자세를 너무 좁은 범위로 한정할 필요는 없다. 대담한 태도로 접근하면 자신이 얼마나 자세를 잘 만들어내는지 놀라게 된다.

자세의 탐구
어려울 것 같다는 생각이 들더라도 새로운 자세를 시도해 본다. 매우 간단해 보이는 자세도 완성하기까지 많은 노력이 필요한 경우도 있다.

다리를 뻗어 펴는 자세

여기 소개하는 두 가지 자세는 다리의 균형과 강도를 향상시키기 위한 것으로, 다리를 뻗어 최대한 펴주는 자세이다. 초보자는 보조 도구를 이용해서 할 수도 있다. 다리를 똑바로 펴 발뒤꿈치를 올려놓기 좋은 높이의 가구나 받침이 필요하다.

우티타 하스타 파당구스타 아사나 1

1 받침이나 의자에서 1미터 정도 떨어져 산 자세로 서서, 양다리와 척추를 위로 편다. 그리고 오른쪽 다리를 들어 올려 발뒤꿈치를 의자나 받침 위에 놓는다.

2 벨트를 오른발에 감아 양손으로 잡고 똑바로 서서 양팔을 편다. 왼쪽 다리는 위로 펴고, 오른쪽 다리는 벨트를 밀며 쭉 펴준다. 20초 동안 이 자세를 유지한다.

반복하고 끝낸다

벨트를 풀고 오른쪽 다리를 바닥에 내린다. 처음 시작할 때처럼 몇 초간 몸을 펴주고, 이번에는 왼쪽 다리를 올려 1, 2단계를 반복한다.

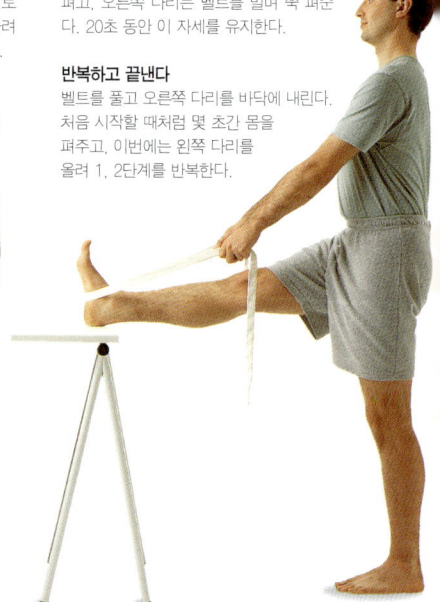

우티타 하스타 파당구스타 아사나 2

1 의자나 선반에서 1미터 정도 떨어져 선다. 왼쪽으로 돌아 몸을 위로 펴준다. 체중을 왼쪽 다리로 이동시키고, 오른쪽 다리를 고관절에서 밖으로 향해 편다. 발뒤꿈치를 받침대 위에 올려놓는다.

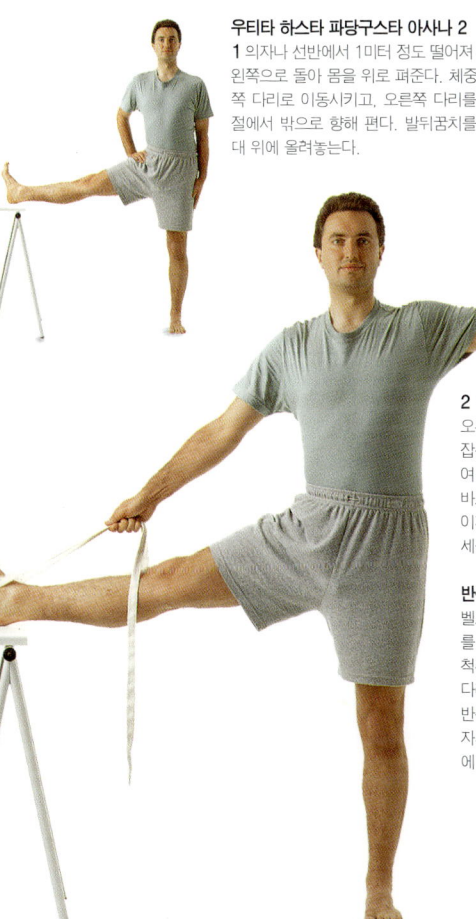

2 벨트를 오른발에 감고 오른손으로 벨트 양쪽을 잡는다. 얼굴을 앞으로 하여 바로 서서 오른팔을 똑바로 펴고, 왼팔을 어깨 높이까지 들어 올린다. 이 자세를 10~15초 유지한다.

반복하고 끝낸다

벨트를 풀고 오른쪽 다리를 바닥에 내린다. 다리와 척추를 위로 펴주고 왼쪽 다리를 올려 1, 2단계를 반복한다. 잠시 쉬고 모든 자세를 먼저 오른쪽, 다음에 왼쪽에서 반복한다.

다리의 유연성을 기른다

파당구스타 아사나 1과 2를 하려면 발을 올려놓기 좋고 다리를 스트레칭하기에 충분한 높이의 묵직한 가구나 받침을 준비해야 한다. 이때 엉덩이 높이를 유지하는 것이 좋다. 다리를 높이 들어 올릴 수 있는 사람도 있겠지만, 처음에는 1미터쯤 떨어진 곳에 서서 한쪽 발을 들어 올려 받침대에 발뒤꿈치를 올린다. 그리고 나서 들어 올린 다리를 펴본다. 그러기가 어렵다면 받침대나 의자가 너무 높아서일지도 모른다.

연습을 계속하면 발을 올려놓는 받침이나 책의 높이를 차차 높여도 될 것이다. 의자 등받이를 이용하는 경우에는 안전하게 의자를 벽에 붙인다.

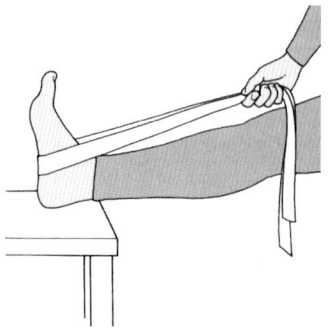

자세의 완성
들어 올리는 발의 아치에 벨트를 감아 발가락을 위로 향하게 하고 발로 벨트를 누르면 다리 펴기에 도움이 된다.

주의사항
- 서는 다리를 똑바로 하여 위로 늘여 펴주고, 발은 앞을 향하게 한다.
- 몸통과 엉덩이를 앞쪽으로 향하게 하고, 엉덩이뼈를 수평으로 유지한다.
- 좌골을 아래쪽으로 펴주고, 다리를 가랑이에서 위로 들어 올린다.

더 향상된 자세

이 두 가지 자세를 더욱 향상된 수준으로 할 수 있다. 다리에 유연성이 생기면 의자나 벨트의 도움 없이도 다리를 높이 들어 올릴 수 있을 것이다. 나중에는 다리를 어깨 높이까지 들어 올리고 같은 쪽 손으로 엄지발가락을 잡아 다리를 펴고 바로 설 수 있게 된다. 그러나 그렇게 되기까지에는 몇 년이 걸린다.

다리를 뻗어 펴는 자세 분석

여기서는 71쪽의 다리를 펴는 자세, 우티타 하스타 파당구스타 아사나 2를 설명하지만, 세부적인 주의사항은 70쪽에서 소개한 우티타 하스타 파당구스타 아사나 1의 균형 유지에도 도움이 된다.

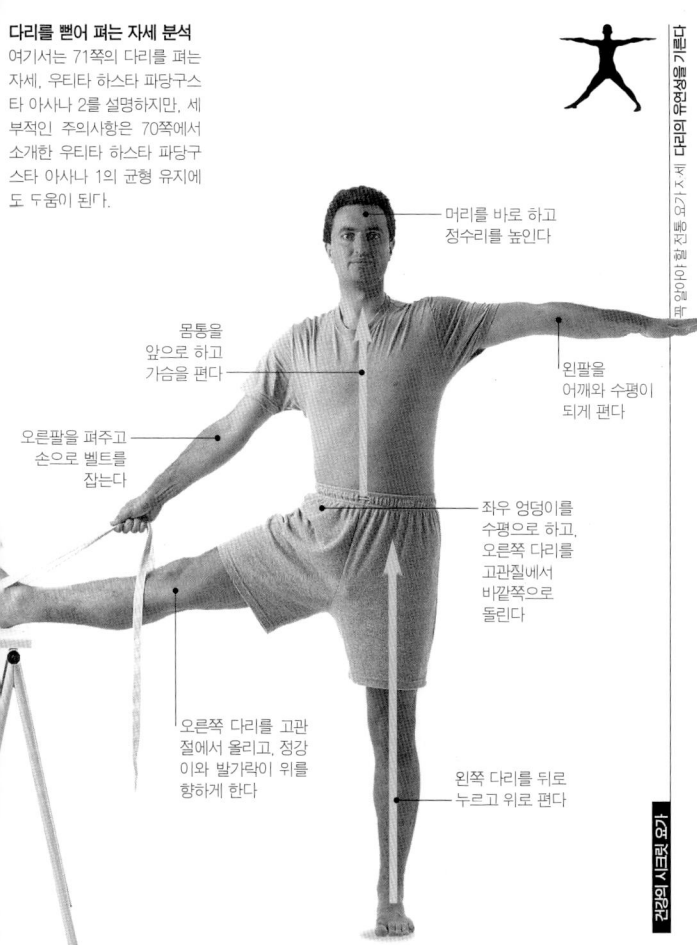

- 머리를 바로 하고 정수리를 높인다
- 몸통을 앞으로 하고 가슴을 편다
- 왼팔을 어깨와 수평이 되게 편다
- 오른팔을 펴주고 손으로 벨트를 잡는다
- 좌우 엉덩이를 수평으로 하고, 오른쪽 다리를 고관절에서 바깥쪽으로 돌린다
- 오른쪽 다리를 고관절에서 올리고, 정강이와 발가락이 위를 향하게 한다
- 왼쪽 다리를 뒤로 누르고 위로 편다

등 비틀기 자세

척추를 유연하게 하기 위해 척추를 돌려서 펴는 자세로, 서서 하는 자세에 척추 돌리는 동작을 더한 것이다. 75쪽의 척추를 **우타나 아사나 1**은 엉덩이에서 척추를 앞으로 굽힌다(이 자세를 시도하기 전에 9쪽의 주의사항을 다시 읽어보기 바란다). 이러한 자세는 척추의 강도를 높여 충분히 스트레칭을 할 수 있다.

3 오른손을 벽에 대고, 손가락 끝으로 벽을 눌러 오른쪽 옆구리가 밀리고 왼쪽 옆구리가 벽 쪽으로 가게 한다. 10~15초간 비틀기를 유지한다.

반복하고 끝낸다
손을 내리고 얼굴을 앞으로 향하여 산 자세로 선다. 의자를 돌려 몸을 왼쪽으로 비틀어 자세를 반복한다.

의자를 이용한 서서 비틀기
1 벽을 오른쪽에 두고 의자를 마주하고 선다. 발을 모으고 손을 허리에 댄다. 오른발을 의자 위에 올려 스트레칭한다.

2 왼손으로 오른쪽 무릎을 잡고 목을 벽 쪽으로 돌린다.

마리챠 아사나 비틀기
여기서 소개한 자세는 현자 마리치가 고안한 운동을 기초로 하기 때문에 마리챠 아사나라고 부르며, 척추를 비트는 운동이다. 우선 의자 옆쪽이 벽에 닿게 놓는다. 그 위에 발포 블록 두 개나 전화번호부 책 두 권을 벽에 닿게 올려놓고, 그 위에 발을 올린다.

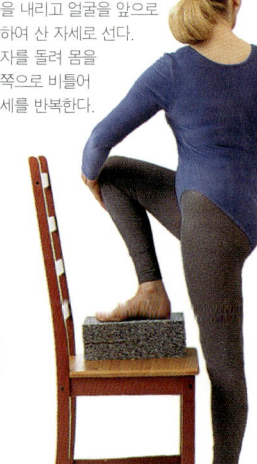

2 팔꿈치를 올리고, 엉덩이에서 앞으로 구부린다. 다리를 스트레칭하고 몸을 내려 이완시키며, 머리를 늘어뜨리고 팔꿈치를 바닥 쪽으로 내린다. 이 자세를 10~15초 유지하고 숨을 들이쉰다. 이어 손을 다리에 대고 머리와 팔꿈치를 들어 올리며, 손을 다리 쪽에서 미끄러져 올라오게 하고 등을 펴서 산 자세로 똑바로 선다.

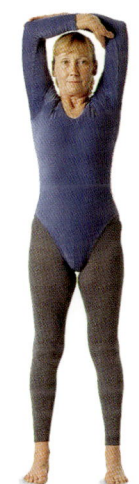

서서 앞으로 구부리는 자세

1 양발을 나란히 하여 엉덩이 폭만큼 벌리고 서서 체중을 양발에 균등하게 걸친다. 발에서부터 스트레칭하여 엉덩이를 위로 펴주고 양팔을 머리 위로 올린다. 팔꿈치를 굽혀, 팔꿈치 근처의 위팔을 잡는다.

우타나 아사나 1

앞 장의 서서 앞으로 구부리는 자세를 쉽게 할 수 있다고 느끼면, 이 우타나 아사나 1을 연습한다. 여기서 소개한 것보다 더 어려운 앞으로 구부리기 자세는 척추 전체를 스트레칭한다. 고난도 자세의 휴식 시간에 해도 좋다.

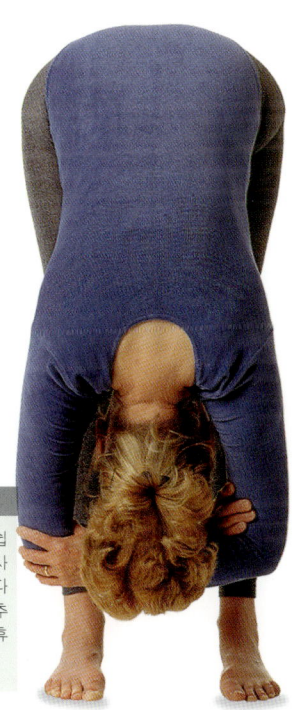

유연한 척추를 만든다

몸비틀기는 몸을 들어 올려 펴는 것이 비결이다. 따라서 먼저 머리끝이 천장을 향하게 하고 바로 서서 74쪽의 단순한 비틀기 동작부터 시작한다. 강하게 세운 다리를 펴는 것과 동시에 뒤쪽으로 힘을 준다. 좌골을 바닥 쪽으로 펴주고, 척추를 위로 올리며 몸을 돌리면서 숨을 내쉰다. 손으로 벽을 눌러 몸 한쪽이 벽에서 멀어지도록 팔을 지렛대로 사용한다. 무릎을 손으로 당기고 몸의 다른 쪽이 벽에 가까워지도록 끌어당긴다. 이와 같은 복합적인 동작은 몸을 더 잘 돌릴 수 있게 한다.

앞으로 구부리기

75쪽에서 소개한 우타나 아사나 1의 자세로 앞으로 구부리기 전에 양다리를 위를 향해 강하게 펴고, 엉덩이와 몸통을 위를 향해 편다. 양손으로 위팔을 잡고 양팔을 들어 올리듯이 펴고, 팔꿈치를 높게 올리며 숨을 내쉬면서 앞으로 몸을 굽힌다. 이때 허리가 아니라 엉덩이에서 굽힌다. 이것은 이완시키는 자세이며, 양다리가 제대로 받쳐주고 몸은 엉덩이에 매달려 있는 것 같은 상태이다.

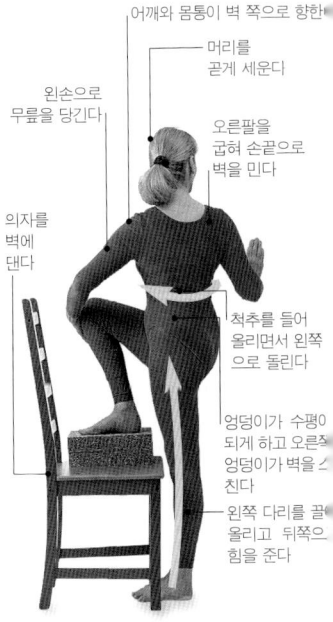

의자에서 비틀기
74쪽의 마리챠 아사나의 비틀기 자세를 만들기 위해서 오른쪽 그림의 세부 사항을 마음속에 그려본다.

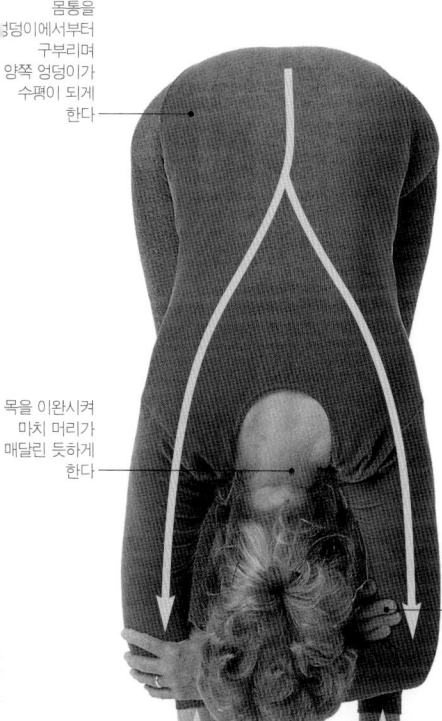

서서 앞으로 구부리는 자세 분석

75쪽에서 소개한 서서 앞으로 구부리는 자세의 열쇠는, 이러한 요점에 주의하면서 양다리를 위쪽으로 강하게 스트레칭하는 것이다. 추간연골이나 등에 문제가 있는 경우에는 이 자세는 하지 않는 것이 좋다. 그 대신 55쪽의 앞으로 구부리기 연습을 계속한다.

- 몸통을 엉덩이에서부터 구부리며 양쪽 엉덩이가 수평이 되게 한다
- 목을 이완시켜 마치 머리가 매달린 듯하게 한다
- 반대편 손으로 위팔을 잡고 팔꿈치가 이완하여 아래로 가게 한다
- 발을 벌리고 양쪽에 체중이 균등하게 실리게 한다

전사 자세 2

전사 자세인 비라바드라 아사나는 5세기경 인도의 극작가 칼리다사가 쓴 서사시에 나오는 위대한 전사의 이름이다. 전사 자세에는 몇 종류가 있다. **비라바드라 아사나 2**는 매우 중요한 자세인데 비교적 단순하다. 종아리와 허벅지의 근육을 발달시키기 때문에 서서 하는 자세 중에서 특히 앞으로 구부리기와 같은 어려운 자세를 연습하기 전에 준비 운동으로 하기 좋다.

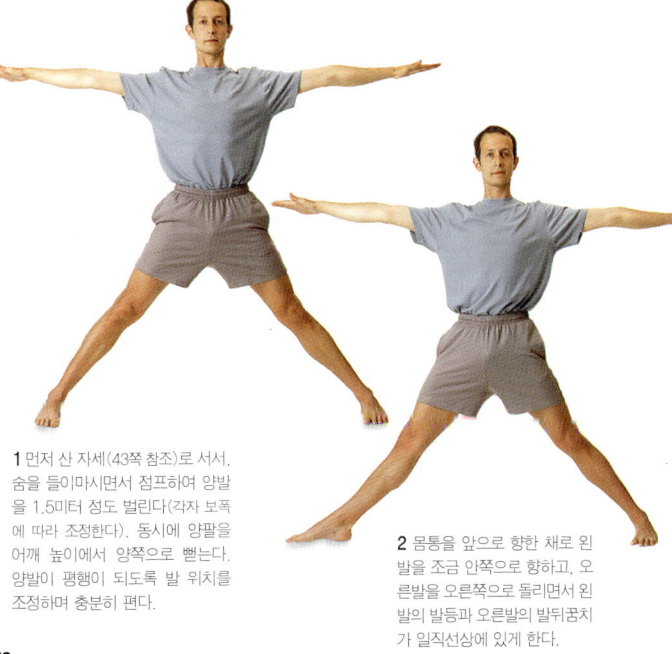

1 먼저 산 자세(43쪽 참조)로 서서, 숨을 들이마시면서 점프하여 양발을 1.5미터 정도 벌린다(각자 보폭에 따라 조정한다). 동시에 양팔을 어깨 높이에서 양쪽으로 뻗는다. 양발이 평행이 되도록 발 위치를 조정하며 충분히 편다.

2 몸통을 앞으로 향한 채로 왼발을 조금 안쪽으로 향하고, 오른발을 오른쪽으로 돌리면서 왼발의 발등과 오른발의 발뒤꿈치가 일직선상에 있게 한다.

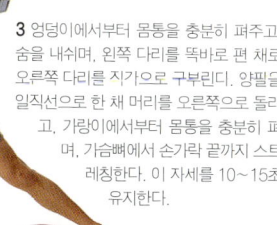

3 엉덩이에서부터 몸통을 충분히 펴주고, 숨을 내쉬며, 왼쪽 다리를 똑바로 편 채로 오른쪽 다리를 지가으로 **구부린다**. 양팔을 일직선으로 한 채 머리를 오른쪽으로 돌리고, 가랑이에서부터 몸통을 충분히 펴며, 가슴뼈에서 손가락 끝까지 스트레칭한다. 이 자세를 10~15초 유지한다.

반복하고 끝낸다
오른쪽 다리를 펴고, 얼굴을 앞으로 향하며, 양다리의 위치를 바꾼다. 이번에는 왼쪽 무릎을 구부려 2단계와 3단계 동작을 한다. 모든 자세를 반복하고 휴식한다.

종아리와 허벅지를 강화한다

앞장의 열 가지 자세를 한두 번 연습하면 양다리가 강해져, 서는 자세가 안정된다. 전사 자세인 78~79쪽의 비라바드라 아사나 2보다 난이도가 높은 82~85쪽의 비라바드라 아사나 1은 하반신을 강하게 하는 효과가 있다.

이 자세에서는 위쪽으로 몸을 펴서 몸의 여러 부분이 일직선상에 오게 하는 데 주의를 기울인다. 1단계에서 점프하여 양발을 벌린 후에 발과 다리가 같은 방향이 되도록 양발을 평행하게 놓으면, 발끝이 일직선으로 나란하게 되었다고 느낄 것이다.

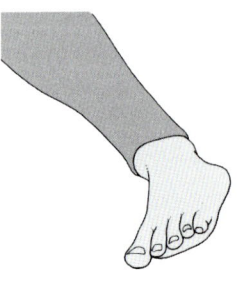

자세 만들기
다리 위치가 제대로 고정되지 않으면 안 된다.
따라서 2단계에서 발의 방향을 바꿀 때
이 그림처럼 발 바깥쪽이 들리면 안 된다.
체중이 양발에 균등하게 실리면 발바닥
바깥쪽과 발뒤꿈치가 바닥에 제대로 고정된다.

발의 위치

이 자세의 경우 모든 단계에서 몸 전체를 위로 펴준다. 점프하여 양발을 벌리기 전에 똑바로 선다. 그리고 발을 돌리기 전에, 발의 아치에서 엉덩이까지 양다리를 충분히 펴며 쉰다. 무릎을 구부릴 때 몸통을 똑바로 하고 머리를 든다. 가능하면 앞에 거울을 두고, 선 자세를 확인한다. 구부린 쪽 다리의 허벅지는 바닥과 평행이 되게 하고, 정강이는 바닥과 직각이 되어야 한다. 가랑이 부근도 쭉 펴지는 것이 느껴져야 한다. 자세를 유지하는 동안, 가슴뼈를 올리고 가슴을 중심에서부터 활짝 펴준다. 어깨를 내리고 왼팔을 왼쪽으로 펴고 오른팔은 오른쪽으로 펴서 양팔이 몸에서 수평을 이루게 한다.

주의사항

- 오른쪽 무릎을 굽힐 때 왼쪽 엉덩이와 왼쪽 옆구리 그리고 왼쪽 어깨가 내려오거나 또는 그 반대가 되면 안 된다. 벽을 누르듯이 뒤쪽으로 힘을 준다.
- 어깨와 팔은 뒤쪽으로 힘을 준다. 그러면 양팔과 양어깨가 자처럼 직선이 된다.
- 꼬리뼈는 끌어당기고 좌골은 아래로 펴준다.

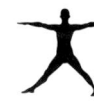

전사 자세 2 분석

다음과 같은 세부 사항을 확인하여 79쪽 전사 자세 2의 3단계를 완성한다.

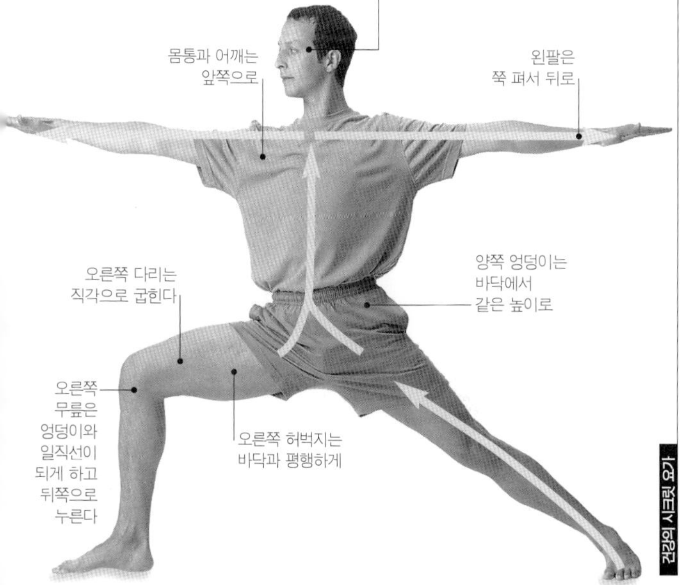

- 눈은 오른쪽으로
- 몸통과 어깨는 앞쪽으로
- 왼팔은 쭉 펴서 뒤로
- 오른쪽 다리는 직각으로 굽힌다
- 양쪽 엉덩이는 바닥에서 같은 높이로
- 오른쪽 무릎은 엉덩이와 일직선이 되게 하고 뒤쪽으로 누른다
- 오른쪽 허벅지는 바닥과 평행하게

전사 자세 1

전사 자세 1인 **비라바드라 아사나 1**은 힘 있는 자세이며, 몸통을 옆으로 돌리는 역동적인 자세이다. 척추 사이의 관절을 늘여 척추 본래의 유연성을 되찾게 한다. 등, 어깨, 목 등의 경직을 풀어주는 데 효과적인 자세이다.

1 산 자세로 서서 숨을 들이마시면서 점프하여 발을 1.5미터 정도 벌리고, 양팔을 어깨 높이까지 올려서 편다. 양손의 손가락 끝까지 쭉 펴준다.

2 손바닥이 위를 향하도록 어깨 관절에서 팔을 돌린다. 숨을 들이쉬고 팔을 올려 양 손바닥이 머리 위에서 만나도록 한다.

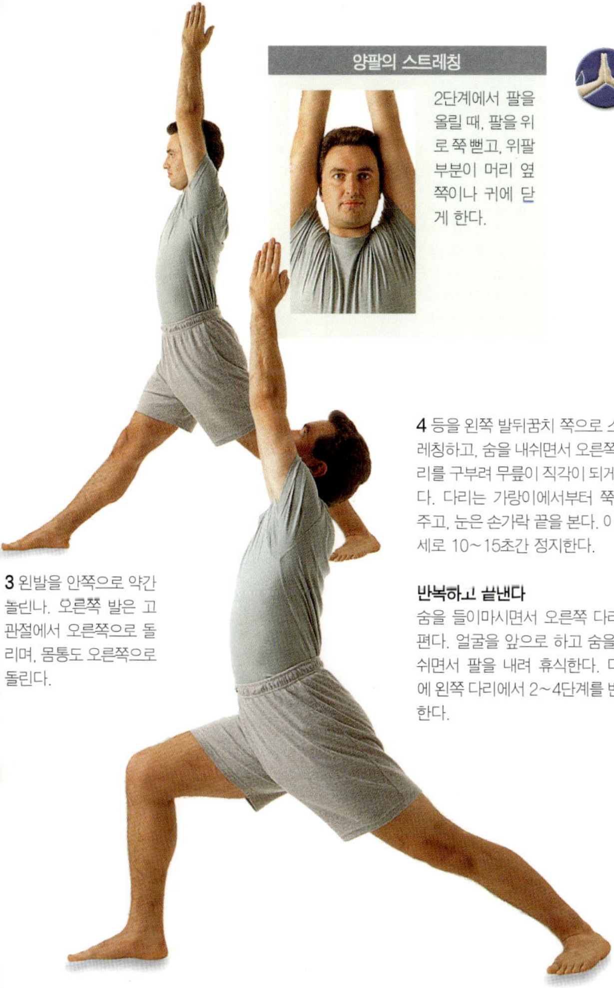

양팔의 스트레칭

2단계에서 팔을 올릴 때, 팔을 위로 쭉 뻗고, 위팔 부분이 머리 옆쪽이나 귀에 닿게 한다.

4 등을 왼쪽 발뒤꿈치 쪽으로 스트레칭하고, 숨을 내쉬면서 오른쪽 다리를 구부려 무릎이 직각이 되게 한다. 다리는 가랑이에서부터 쭉 펴주고, 눈은 손가락 끝을 본다. 이 자세로 10~15초간 정지한다.

반복하고 끝낸다

숨을 들이마시면서 오른쪽 다리를 편다. 얼굴을 앞으로 하고 숨을 내쉬면서 팔을 내려 휴식한다. 다음에 왼쪽 다리에서 2~4단계를 반복한다.

3 왼발을 안쪽으로 약간 돌린다. 오른쪽 발은 고관절에서 오른쪽으로 돌리며, 몸통도 오른쪽으로 돌린다.

어깨와 목을 풀어준다

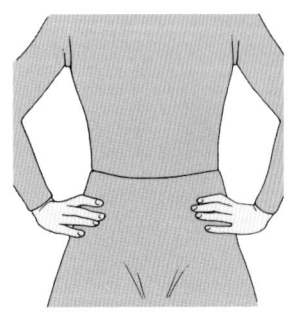

실제로 해보면 생각한 것 이상으로 팔이 잘 구부러지고, 돌아가는 자세가 몇 개 있다.

전사 자세도 그중 하나이다. 먼저 어깨 높이까지 양팔을 올려 그 상태에서 팔을 스트레칭하기 시작한다. 이때 차례대로 가슴뼈에서부터 어깨, 겨드랑이, 팔, 그리고 손가락 끝으로 밖으로 향해 흐르듯이 펴주면 효과적이다.

이 자세에서 양팔을 머리 위로 올리기 전에 손바닥을 천장으로 향할 때 어깨 관절을 축으로 팔을 거꾸로 180도 회전시키면 팔을 더 많이 뻗을 수 있다.

허리를 다치지 않게

추간 연골 탈출증이나 허리에 어떤 문제가 있으면 양팔을 머리 위로 들어 올리는 동작을 생략하고 연습한다. 양손을 허리에 대고 하면 허리에 긴장을 주지 않고 척추의 유연성을 높이는 효과적인 동작을 할 수 있다.

효과적으로 팔 뻗기

팔을 들어 올리는 것은 팔을 쭉 펴면서 하는 힘찬 동작이며, 갈비뼈 옆에서부터 시작하여 흉곽을 들어 올려 겨드랑이, 위팔, 팔꿈치 관절, 팔목, 그리고 손까지 스트레칭하는 일련의 동작이다. 위팔이 귀 또는 귀 뒤쪽에 닿도록 팔을 위로 펴주고, 양손을 가능한 한 가까이하여 머리 위에서 손바닥을 맞대도록 한다. 뒤쪽 발의 아치에서 시작하여 뒤쪽 다리 가랑이 안쪽을 완전히 펴주고, 엉덩이뼈를 세우고 몸통을 들어 올리면서 목과 정수리까지 쭉 펴지게 한다. 마지막에 얼굴을 들어 쭉 펴진 손가락 끝을 올려본다.

주의사항

- 동작을 하는 동안 체중을 양 발의 균형점(42쪽 참조)에 나누어 싣는다.
- 양팔은 들어 올린 순간부터 바로 편다.
- 꼬리뼈에 힘을 주고, 좌골은 아래 방향으로 펴며, 골반 뒤에서 엉덩이뼈까지 펴주고, 엉덩이뼈에서 상체를 들어 올린다.

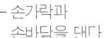

전사 자세 1의 분석

다음의 세부 사항을 확인하여 83쪽 전사 자세 1의 4단계에 있는 선 자세를 완성시킨다.

- 손가락과 손바닥을 댄다
- 팔은 수직으로 올린다
- 가슴뼈를 올린다
- 꼬리뼈를 당긴다
- 왼쪽 다리를 발뒤꿈치까지 뒤로 편다
- 오른쪽 무릎을 구부린다
- 앞발은 90도가 되게 하고 왼쪽 발과 일직선을 이루게 한다
- 뒤쪽 발은 안으로 60도 정도 돌리고 발끝과 발뒤꿈치를 단단히 고정시킨다

반달 자세

우아한 이 **아르다 찬드라 아사나**는 반달 모양과 비슷해 반달 자세라고 부른다. 이 자세는 조화를 이루게 하는 자세로 균형감과 조정력을 발달시킨다. 서서 하는 모든 자세를 장기간 정기적으로 연습하면 다리가 강해지는데, 이 자세는 특히 무릎이나 발목을 강하게 하는 이점이 있다.

1 처음에 46~47쪽에서 소개한 삼각 자세 1~3단계를 반복한다. 멈추어서 손 쪽을 보고 자연스럽게 숨 쉰다.

2 머리를 돌려 얼굴을 앞쪽으로 향하고 왼팔을 몸 옆에 둔다. 숨을 내쉬고 오른쪽 다리를 구부리고 왼발을 오른발 쪽으로 이동시킨다.

3 오른손을 오른쪽 발에서 30센티미터 정도 떨어져 약간 뒤쪽 바닥으로 내린다. 숨을 내쉬고, 오른쪽 다리를 똑바로 펴면서 왼쪽 다리를 엉덩이 높이까지 올린다. 왼팔을 들어 손바닥을 앞으로 하고 오른팔과 직선이 되게 한다. 그리고 손가락 끝을 본다. 자연스럽게 숨 쉬면서 이 자세를 10~15초간 유지하고, 머리를 정면으로 향하고 오른쪽 무릎을 굽혀 삼각 자세로 돌아온다.

몸의 올바른 위치 확인

벽을 뒤에 두고 이 자세를 연습하면 좋다. 그러면 어깨, 몸통, 엉덩이, 다리가 일직선상에 있게 되어 균형을 취하기 쉬워진다.

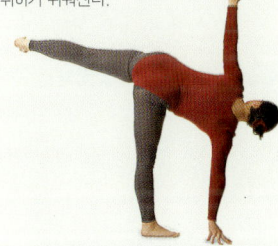

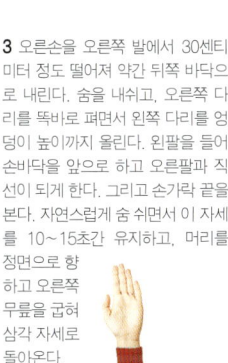

반복하고 끝낸다

왼손을 내리고 오른쪽 다리를 올려 1~3단계를 반복한다. 숨을 들이쉬고 몸통을 일으키며, 점프하여 양발을 모으고 쉰다.

균형과 평형감각을 키운다

반달 자세는 삼각 자세(46~47쪽 참조)에 이어서 하는 자세이며, 한쪽 손과 다리로 균형을 취한다. 삼각 자세에서 잠시 멈추어 몸을 펴고 올바른 위치 잡기에 집중한다. 동작 중에는 정상적으로 숨쉬고, 양다리와 양 옆구리를 충분히 편다.

체중을 옮긴다

삼각 자세 2단계에서 반달 자세로 바꿀 때, 체중을 양쪽 다리의 어느 한쪽에 옮기도록 한다. 이때 체중을 부드럽게, 그리고 균등하게 발바닥의 네 균형점(42쪽 참조)에 싣는다. 왼쪽 다리를 들어 올릴 때는 나머지 체중을 오른쪽 다리로 옮긴다. 왼쪽 다리를 엉덩이에서 들어올려 엉덩이 높이까지 오게 하고 무릎은 앞을 향한다.

균형에 집중하기

이 상태에서, 서 있는 다리를 충분히 위쪽으로 펴주고, 들어 올린 다리를 왼쪽 방향, 즉 발을 뻗친 방향으로 펴서 균형을 유지한다. 들어 올린 손의 방향을 바로 쳐다보

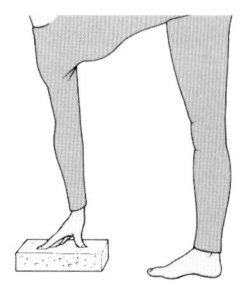

자세의 동작
한 손을 오른쪽 아래 바닥으로
내릴 수 없는 경우에는, 발포 블록이나
전화번호부 책을 몇 권 쌓고
그 위에 손을 올린다.

면 균형 유지에 도움이 된다. 위팔이 아래로 뻗은 팔과 일직선이 되도록 수직으로 펴고 있으므로 하반신이 만들고 있는 각도는 상반신을 거울처럼 반영한다.

이때 몸통 전부를 뒤쪽으로 누르듯 힘을 주고 꼬리뼈를 당기고, 몸통을 가랑이에서부터 머리끝까지 펴주며 쉰다. 다음에 위를 쳐다보듯이 머리를 위로 향해 몸통과 일직선을 만든다.

반달 자세 분석

87쪽의 반달 자세 3단계를 다음과 같이 해보면서, 거울 앞에서 자세를 만들어 각각의 요점을 확인한다.

주의사항

- 어깨와 올리는 팔을 뒤쪽으로 누르듯이 하고, 아래에 있는 팔과 직선을 이루어 균형을 잡는다.
- 위쪽 몸의 측면이 앞쪽으로 기울어지지 않게 한다.
- 자세를 이루고 있는 동안 꼬리뼈를 당겨, 엉덩이가 나오지 않게 한다.

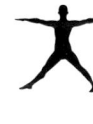

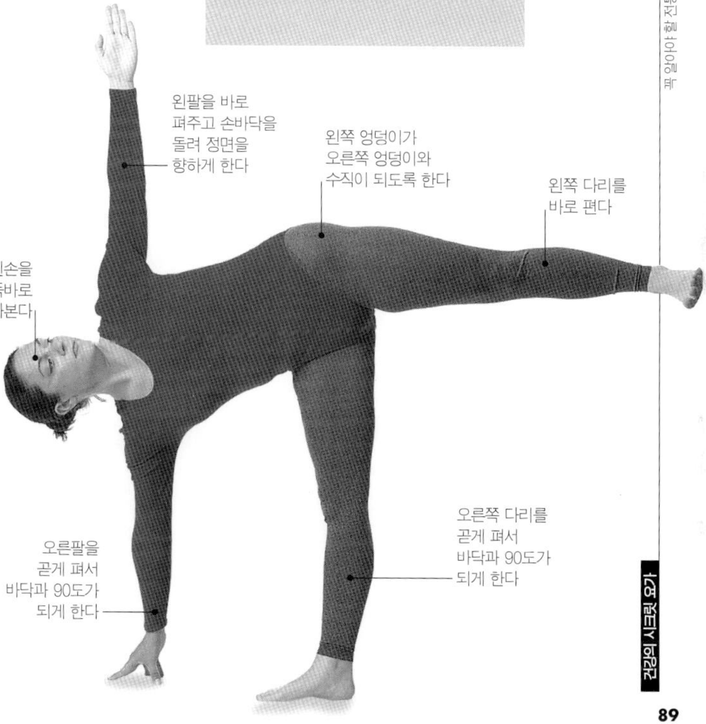

- 왼팔을 바로 펴주고 손바닥을 돌려 정면을 향하게 한다
- 왼쪽 엉덩이가 오른쪽 엉덩이와 수직이 되도록 한다
- 왼쪽 다리를 바로 편다
- 왼손을 똑바로 바라본다
- 오른팔을 곧게 펴서 바닥과 90도가 되게 한다
- 오른쪽 다리를 곧게 펴서 바닥과 90도가 되게 한다

의자 자세

이 **우카타 아사나**는 잘못된 자세를 교정하는 효과가 있다. 양발로 균형을 잡고 근육으로 몸을 지탱하여 공중에 앉기 때문이다. 산스크리트어로 '우카타 아사나'는 '강력한 자세'라는 뜻인데 매우 적절한 표현이다. 이 자세를 연습하면 종아리, 발목, 그리고 엉덩이나 허벅지 근육에 힘이 생긴다.

1 발을 모아 산 자세로 서서 숨을 들이쉬고 양팔을 머리 위로 올려 충분히 펴준다.

머리와 팔

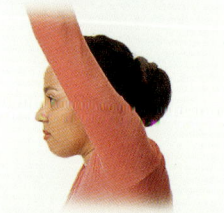

양팔을 충분히 펴주고, 팔꿈치 뒤가 귀와 일직선으로 되는 자세를 만든다. 눈높이를 일정하게 하여 똑바로 앞을 본다.

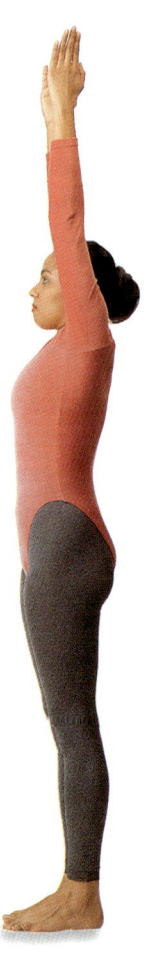

2 숨을 내쉬고 발목, 무릎, 엉덩이를 굽혀 의자에 앉듯이 허리를 내린다. 이때 발뒤꿈치는 바닥에 붙인다. 이 자세를 10~15초간 유지하고, 엉덩이에서부터 위쪽으로 충분히 펴준다.

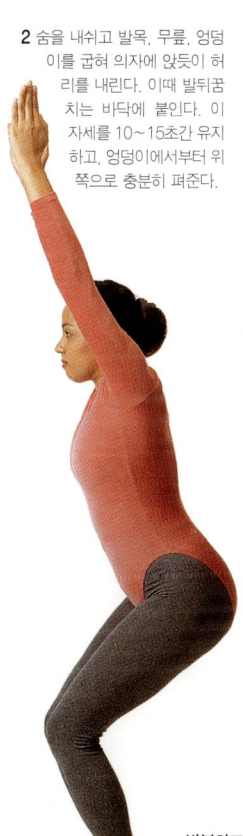

머리와 팔

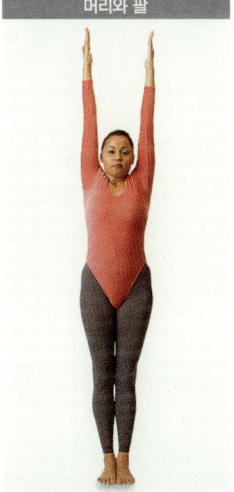

위에서처럼 처음에는 양손을 똑바로 머리 위로 올리는 것만으로 충분하다. 익숙해지면 양손을 가능한 한 가깝게 하여 마지막에는 머리 위에서 손바닥이 마주 닿을 때까지 가까이한다.

반복하고 끝낸다
양쪽 다리를 펴고 양팔을 내린다. 잠시 산 자세로 섰다가 자세를 반복한다.

종아리와 발목을 강화한다

의자 자세에서는 척추와 골반이 정상적인 위치가 아니기 때문에 허벅지, 종아리, 다리의 근육이 상반신의 무게를 지탱하게 된다. 따라서 허벅지의 대퇴 사두근에 좋은 운동이 된다.

우리는 앉고 설 때, 달리거나 계단을 오를 때 이 근육을 사용하지만 대부분 이 근육을 펴거나 운동하는 데 소홀하여 다리가 생각보다 약한 경우가 많다. 실제로 스키를 타고 허벅지가 아프고 나서야 이 근육이 약해진 것을 알게 되는 경우가 많다. 의자 자세는 스키나 승마를 하는 사람에게도 좋은 연습이 된다. 서서 하는 자세를 연습하면 다리를 강하게 하고 힘을 키운다.

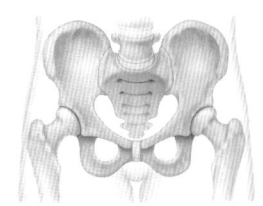

골반의 바른 위치
꼬리뼈를 아래로 내리지 않고, 골반 바닥의 좌골과 엉치뼈가 바닥으로 향하는 기분으로 스트레칭한다. 동시에 앞부분의 엉덩이뼈를 위로 펴준다.

기울기 선을 만든다

이 자세에서는 양팔, 허벅지, 종아리가 각각 기울기 선을 그린다. 몸이 앉는 자세로 구부러져 있어 몸통도 비스듬하게 기울어진다. 그러나 척추 자체는 바로 되어 있다. 의자 자세에서는 골반대의 올바른 위치가 중요하여, 아래로 직각이 되거나 뒤로 나오면 안 된다. 이 자세에서 하반신이 경직된다고 생각하는 사람은 1단계를 시작할 때 발을 30센티미터 정도 벌린다. 양팔을 위로 펴는 동작은 흔히 굳어지기 쉬운 어깨에 좋은 운동이 된다.

주의사항

- 어깨와 엉덩이를 수평으로 유지한다.
- 몸통을 엉덩이에서부터 앞으로 기울이고, 등은 똑바로 충분히 펴준다.

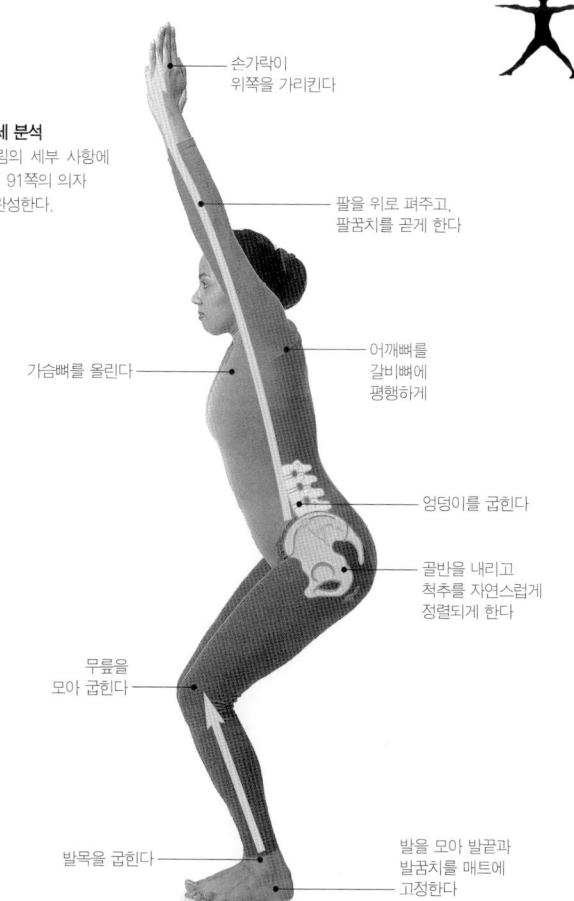

의자 자세 분석
다음 그림의 세부 사항에 주의하여 91쪽의 의자 자세를 완성한다.

- 손가락이 위쪽을 가리킨다
- 팔을 위로 펴주고, 팔꿈치를 곧게 한다
- 가슴뼈를 올린다
- 어깨뼈를 갈비뼈에 평행하게
- 엉덩이를 굽힌다
- 골반을 내리고 척추를 자연스럽게 정렬되게 한다
- 무릎을 모아 굽힌다
- 발목을 굽힌다
- 발을 모아 발끝과 발꿈치를 매트에 고정한다

몸 옆을 강하게 펴주는 자세

다리를 펴고 앞으로 구부리기는 앞쪽의 다리를 굽히는 의자 자세에 이어서 하기에 적합한 자세이다. 이 자세(**파르스보타나 아사나**)에서는 다리를 앞으로 크게 내디디고 몸을 스트레칭한다. 이 자세로는 한 번에 두 가지 운동을 할 수 있다. 양팔을 등에서 마주 대고 기도 자세인 **나마스테** 자세를 동시에 하기 때문이다.

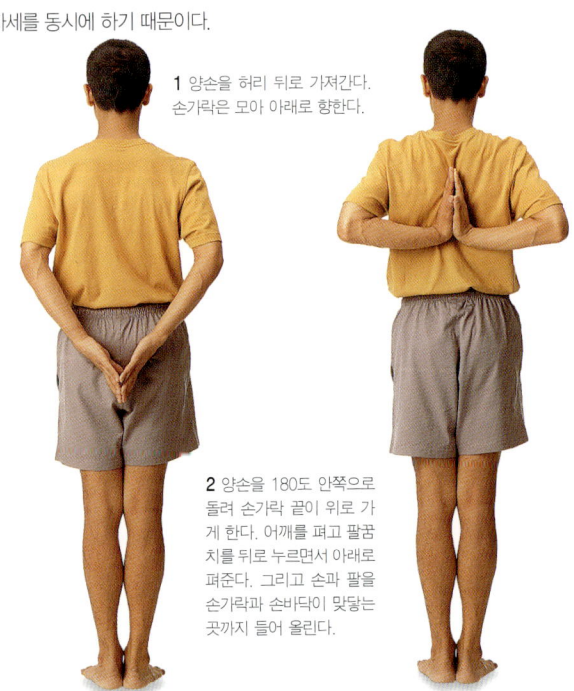

1 양손을 허리 뒤로 가져간다. 손가락은 모아 아래로 향한다.

2 양손을 180도 안쪽으로 돌려 손가락 끝이 위로 가게 한다. 어깨를 펴고 팔꿈치를 뒤로 누르면서 아래로 펴준다. 그리고 손과 팔을 손가락과 손바닥이 맞닿는 곳까지 들어 올린다.

3 기도 자세로 숨을 들이마시고 점프하여 자신의 보폭에 따라 발을 1미터 정도 벌린다.

4 왼발을 안쪽으로, 오른발과 오른쪽 다리는 오른쪽 밖으로 돌리고, 왼발을 바른 위치에 놓는다. 왼발 발꿈치를 밑으로 누르면서 양쪽 다리를 발에서부터 충분히 펴주고, 엉덩이와 몸통을 오른쪽으로 향한다. 몸통을 엉덩이에서부터 충분히 펴고, 가슴뼈를 위로 펴주고 얼굴을 든다.

5 머리가 무릎에 닿을 때까지 엉덩이에서 앞으로 굽힌다. 이 자세를 10~15초간 유지한다.

반복하고 끝낸다

숨을 들이쉬고 꼬리뼈에 힘을 주어 당기고, 엉덩이에서 몸통을 일으켜 바로 선다. 팔은 기도 자세인 채로 엉덩이, 몸통, 양쪽 다리가 앞으로 향하도록 돌린다. 양발을 왼쪽으로 돌려 왼쪽을 향한 상태에서 1~3단계를 반복한다. 잠시 멈추었다가 모든 자세를 반복한다.

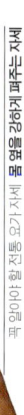

가슴과 양팔의 근육을 강화한다

이 자세는 몸을 강하게 스트레칭하는데, 이 자세의 산스크리트어 이름이 지닌 의미도 '몸을 강하게 편다'이다. 몸을 올바르게 굽히면 근육, 다리와 무릎, 엉덩이의 관절(고관절), 또 배나 옆구리를 스트레칭할 수 있다. 동시에 손으로 기도 자세를 만들어, 가슴 상부의 흉근과 양팔의 근육, 또는 어깨와 쇄골을 움직이는 근육이 원활하게 움직이게 한다.

손의 위치

이 자세는 나마스테라는 기도 자세를 포함하고 있는데, 원래는 몸 뒤쪽보다 앞쪽으로 하는 것이 일반적이다. 아래쪽으로 향한 손목을 돌리기 위해서는 손끝이 등 뒤에서 닿게 하여 안쪽 방향으로 돌려 위로 올리는 연습이 필요하다. 손가락으로 천장을 가리키면서 어깨를 펴고 팔은 뒤로 힘을 주고 팔꿈치는 아래로 늘인다. 이렇게 하면 팔과 손을 들어올리기 쉬우며, 좀더 높이 올릴 수도 있다.

연습을 계속하면 손가락뿐 아니라 손바닥이나 엄지, 또는 손바닥 밑동을 누를 수 있게 된다.

몸을 위로 스트레칭한다

강한 다리는 앞으로 구부리기의 기초가 된다. 따라서 앞으로 구부리기를 하기 전에 조금 멈추었다가 발에서부터 머리까지 쭉 펴준다. 양발의 아치에서부터 다리를 위로 쭉 당겨주는데, 발뒤꿈치 가장자리로 아라를 누르고 있으므로 다리 뒤쪽을 더 잘 펼 수 있다.

좌우 어느 한쪽의 엉덩이가 올라가거나 앞으로 나오지 않았는지 확인한다. 그리고 날개처럼 벌린 양팔을 충분히 뒤로 펴준다. 몸통을 엉덩이에서부터 들어 올리며, 위를 보면서 가슴뼈를 힘껏 펴준다.

앞으로 구부리기를 할 때 몸통을 다리에서부터 멀리 펴준다. 몸의 측면이 다리에서부터 강하게 펴지는 것을 느낀다. 이렇게 하면 고관절의 움직임이 좋아지며, 아랫배가 들어가고 폐에 공기를 많이 불어넣을 수 있게 된다.

주의사항

- 어깨는 뒤로 당기고, 위팔을 엉덩이 쪽으로 펴주며, 가능한 한 활짝 가슴을 열고, 자세를 취하는 동안 손을 서로 마주 대고 압력을 준다.
- 오른쪽 다리가 앞으로 나왔을 때 오른쪽 엉덩이가 튀어나오지 않도록 한다. 반대의 경우에도 마찬가지이다. 자세를 취하는 동안 엉덩이는 완전하게 수평으로 유지해야 한다.

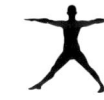

몸 옆을 강하게 펴주는 자세의 분석

손의 동작을 완성하면 다음 사항을 주의하여 95쪽의 몸을 옆으로 펴는 자세를 완성한다.

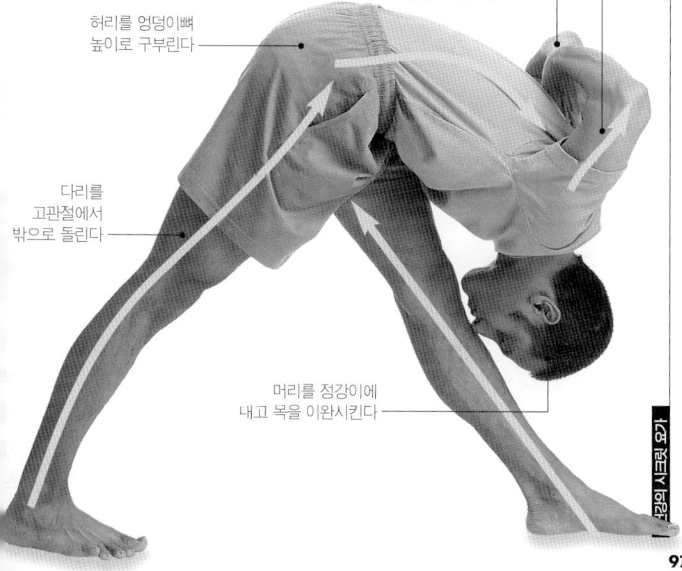

- 위팔을 엉덩이 쪽을 향해 뒤로 펴준다
- 손을 마주하여 서로 압력을 주고, 손가락 끝은 머리 쪽으로
- 허리를 엉덩이뼈 높이로 구부린다
- 다리를 고관절에서 밖으로 돌린다
- 머리를 정강이에 내고 목을 이완시킨다

다리 벌려 펴는 자세

다리를 크게 벌려 펴주면 엉덩이 외전근 운동이 된다. 이 자세(**프라사리타 파도타나 아사나**)는 다리를 몸의 중심에서 밖으로 넓게 벌리는데, 많이 하는 자세는 아니다. 이 자세를 취하면 머리를 포함하여 체내 혈액 순환이 좋아지며, 엉덩이를 날씬하게 만드는 데 도움이 된다.

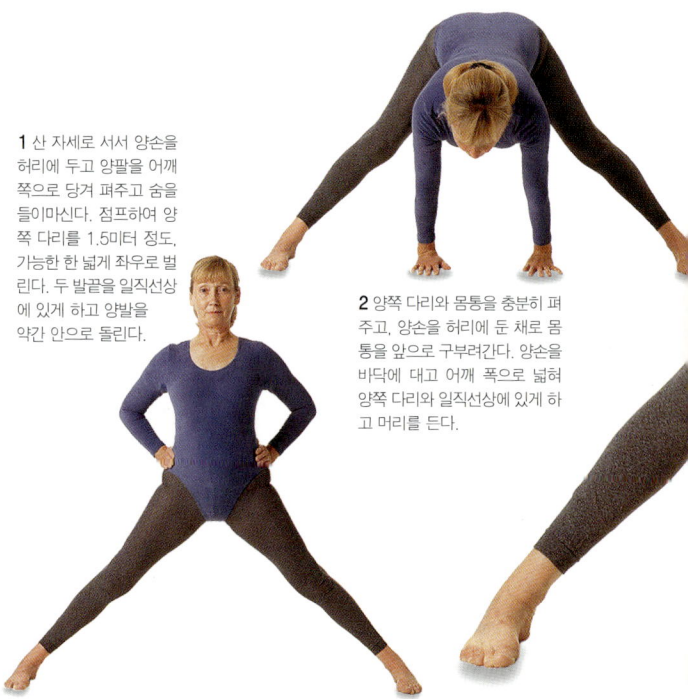

1 산 자세로 서서 양손을 허리에 두고 양팔을 어깨 쪽으로 당겨 펴주고 숨을 들이마신다. 점프하여 양쪽 다리를 1.5미터 정도, 가능한 한 넓게 좌우로 벌린다. 두 발끝을 일직선상에 있게 하고 양발을 약간 안으로 돌린다.

2 양쪽 다리와 몸통을 충분히 펴주고, 양손을 허리에 둔 채로 몸통을 앞으로 구부려간다. 양손을 바닥에 대고 어깨 폭으로 넓혀 양쪽 다리와 일직선상에 있게 하고 머리를 든다.

3 척추를 앞으로 펴고 숨을 내쉬고 나서 팔꿈치를 구부려간다. 팔꿈치를 평행으로 한 채 머리끝을 양손 사이에서 매트 위로 내린다. 팔꿈치를 구부린 채 이 자세를 10~15초간 유지한다.

반복하고 끝낸다
허리를 올리고 양팔을 바로 하고 숨을 들이마시며, 등을 펴서 일어난다. 숨을 내쉬고 점프하여 양발을 모은다. 잠시 멈추었다가 자세를 반복한다.

아래로 펴기

2단계에서 앞으로 구부리기 전에 엉덩이에서 몸통을 들어 올리고 엉덩이에서부터 구부린다. 척추를 똑바로 하고 3단계에서 아래로 몸을 펴주기 전에 가슴뼈를 위로 펴준다.

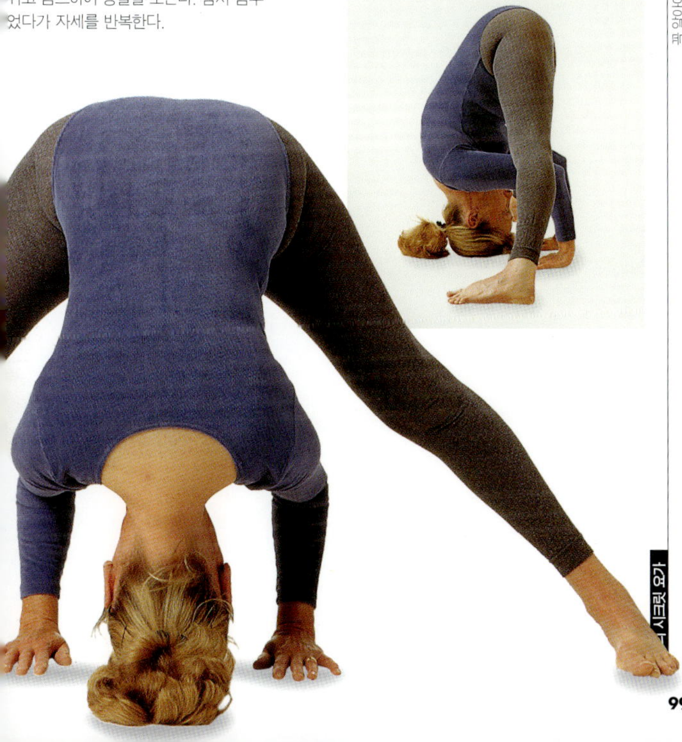

뒷다리 힘줄을 이완시킨다

다리 벌려 펴는 자세에서 양다리를 충분히 펴주면 엉덩이가 쉽게 구부러진다. 무용수들은 이 자세를 쉽게 할 수 있는데, 뒷다리 힘줄이 유연해 엉덩이를 쉽게 앞으로 굽힐 수 있기 때문이다. 손이 바닥에 닿지 않으면 전화번호부 책을 쌓거나 의자 위에 손을 놓아도 된다.

준비

처음에 양발을 벌릴 때 체중을 양발의 네 균형점에 균등하게 걸친다. 발바닥 아치와 발목을 위로 당겨주면 밖으로 흔들리지 않으면서 양다리를 충분히 펴줄 수 있다. 다리를 위로 쭉 펴주는 상태에서 양팔과 척추를 곧게 하고, 2단계에서 머리를 들어 올리고 눈을 올릴 때 가슴뼈도 들어 올려준다.

뒷다리 힘줄의 이완

이 자세를 취하는 동안 다리를 위로 쭉 펄 때 뒤쪽에 힘을 더 주어야 한다. 그러면 발에서부터 엉덩이까지 강하게 펴지는 느낌이 들 것이다. 연습을 반복함에 따라 뒷다리 힘줄이 이완되면 보조석으로 사용하던 전화번호부 책의 높이가 점점 줄어들만큼 좋아진다. 마침내 양손을 충분히 내릴 수 있을 정도로 양다리가 유연해지고 결국 머리도 매트에 댈 수 있게 된다.

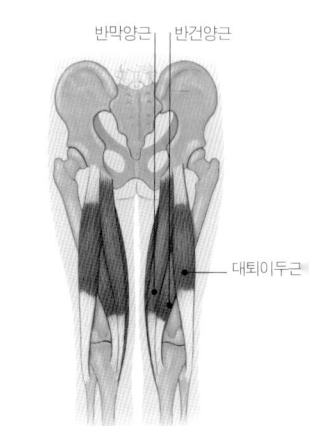

뒷다리 힘줄
긴 이름의 근육 세 개가 허벅지 뒤쪽에서 아래로 펴져 있다. 이들이 수축하면 무릎을 굽히거나 돌릴 수 있다. 이중 두 근육은 긴 근막과 힘줄(뒷다리힘줄)이 있으며 골반뼈에 붙어 있다.

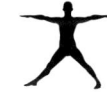

주의사항

- 2단계에서, 엉덩이에서 구부릴 때 등을 낙타처럼 만들지 말고, 척추가 조금 안쪽으로 들어가게 하면 좋다.
- 3단계에서 팔꿈치를 평행으로 하여 가슴 쪽으로 끌어당기며, 날개처럼 내밀지 않는다.
- 머리를 바닥으로 내릴 때 양쪽 다리를 충분히 쭉 펴주고, 엉덩이와 발뒤꿈치가 일직선상에 있게 해 체중을 양다리에 걸친다.

다리를 벌려 펴는 자세 분석

99쪽의 3단계와 같은 다리를 벌려 펴는 자세를 습득하려면 다음과 같은 세부 사항에 주의하면서 정기적으로 연습해야 한다.

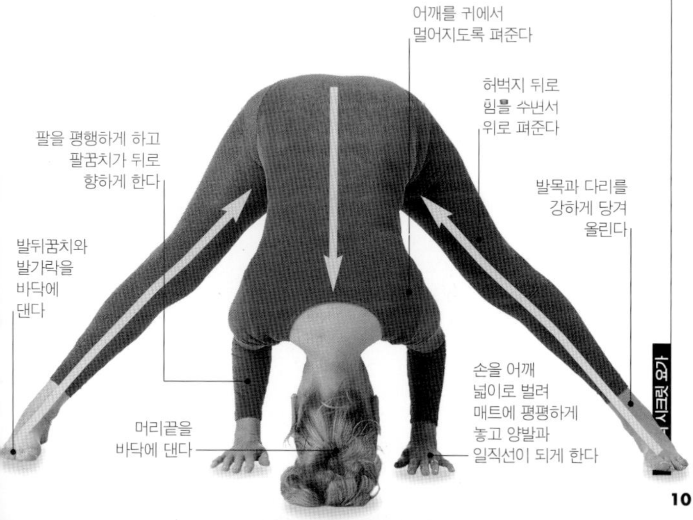

- 어깨를 귀에서 멀어지도록 펴준다
- 허벅지 뒤로 힘을 수반서 위로 펴준다
- 발목과 다리를 강하게 당겨 올린다
- 팔을 평행하게 하고 팔꿈치가 뒤로 향하게 한다
- 발뒤꿈치와 발가락을 바닥에 댄다
- 머리끝을 바닥에 댄다
- 손을 어깨 넓이로 벌려 매트에 평평하게 놓고 양발과 일직선이 되게 한다

비튼 삼각 자세

이 자세(**파리브르타 트리코나 아사나**)는 서서 몸을 비트는 자세이다. 몸통이 정면으로 향한 자세로 시작하여 마지막에는 반대 방향으로 향한다. 따라서 흔히 '반대편 삼각 자세'라고도 부른다. 이 장에서 시작한 서서 하는 연속 자세의 마지막이다.

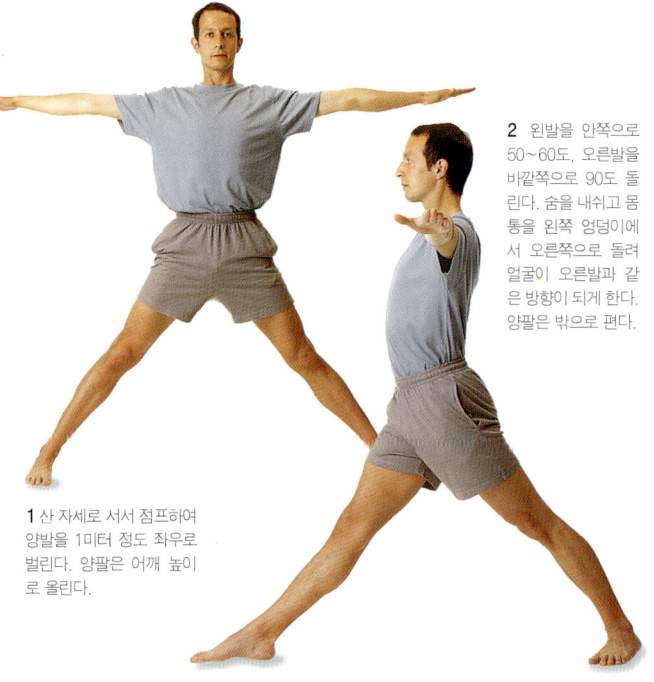

2 왼발을 안쪽으로 50~60도, 오른발을 바깥쪽으로 90도 돌린다. 숨을 내쉬고 몸통을 왼쪽 엉덩이에서 오른쪽으로 돌려 얼굴이 오른발과 같은 방향이 되게 한다. 양팔은 밖으로 편다.

1 산 자세로 서서 점프하여 양발을 1미터 정도 좌우로 벌린다. 양팔은 어깨 높이로 올린다.

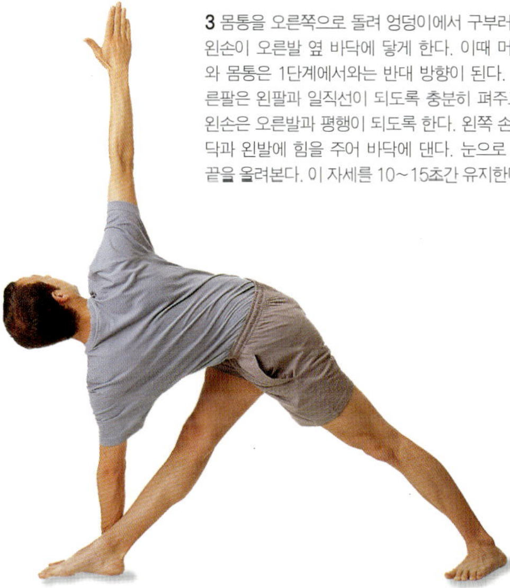

3 몸통을 오른쪽으로 돌려 엉덩이에서 구부려져 왼손이 오른발 옆 바닥에 닿게 한다. 이때 머리와 몸통은 1단계에서와는 반대 방향이 된다. 오른팔은 왼팔과 일직선이 되도록 충분히 펴주고, 왼손은 오른발과 평행이 되도록 한다. 왼쪽 손바닥과 왼발에 힘을 주어 바닥에 댄다. 눈으로 손끝을 올려본다. 이 자세를 10~15초간 유지한다.

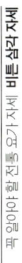

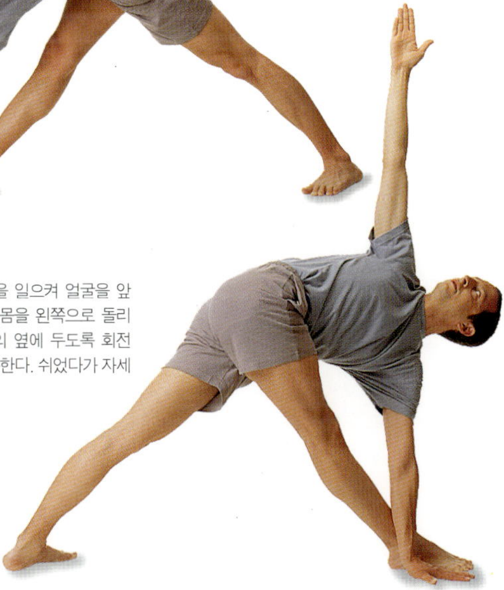

반복하고 끝낸다
양팔을 편 채로 몸을 일으켜 얼굴을 앞으로 돌린다. 발과 몸을 왼쪽으로 돌리고, 오른손을 왼발의 옆에 두도록 회전해 1~3단계를 반복한다. 쉬었다가 자세를 반복한다.

척추의 회전력이 좋아진다

46~49쪽의 삼각 자세에서는 몸통을 좌우로 굽혀 한 손을 앞쪽 발 옆의 바닥에 대고 있는 동안 몸통은 앞을 향하고 있었다. 비튼 삼각 자세에서는, 몸을 굽혀 매트에 손을 대기 전에, 몸을 반원으로 회전시킨다. 이 자세를 취하면 척추를 충분히 비틀 수 있다.

어느 방향으로 굽힐까?

처음에는 앞을 향하고 있으나 몸을 비틀면 머리도 함께 회전하므로 뒤로 향하게 된다. 벽 근처에서 연습하면 몸을 굽히는 방향을 깨닫기 쉽다. 처음에는 얼굴이 벽 쪽을 향했다가 방 안쪽을 향하도록 몸을 회전하는 것이다. 몸을 비틀기 전에 양쪽 다리와 양팔을 충분히 펴고 숨을 들이마신다 다음에 숨을 내쉬면서 엉덩이, 배, 허리, 가슴을 회전시킨다.

양쪽 다리에서부터 척추를 쭉 펴면 몸을 더 회전하거나 굽힐 수 있다. 척추에 유연성이 없어 손을 바닥에 내리기가 어려우면, 의자를 놓고 손을 내리며, 점차 유연해져

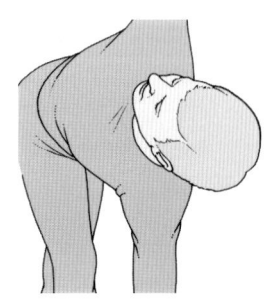

머리와 어깨
어깨를 뒤로 펴고 어깨뼈가 갈비뼈와 평평하게 한다. 척추를 바로 하여 머리가 그 연장선상에 오게 하면 목과 머리가 어깨와 직각이 될 것이다.

더 내려갈 수 있으면 새끼발가락 옆에 전화번호부 책을 놓고 내리는 연습을 한다. 잠시 멈추어 체중을 양발의 네 균등점에 분배한다. 양발의 아치에서부터 양쪽 다리를 쭉 펴주고, 발 옆의 아래로 내린 손바닥은 바닥을 평평하게 누른다. 얼굴을 위로 향하고, 쭉 펴진 양팔이 직선을 이루게 한다. 자세를 유지하면서 자연스럽게 숨 쉰다.

주의사항

- 몸은 허리가 아니라 엉덩이에서 굽혀 돌린다.
- 척추는 똑바로 하여 머리를 향해 쭉 펴준다.
- 엉덩이와 다리가 일직선이 되어야 하며 좌골은 어깨에서부터 멀리하여 쭉 펴준다.
- 목과 어깨를 긴장시키지 않는다.

비튼 삼각 자세 분석

102~103쪽의 비튼 삼각 자세 3단계 연습에서 다음과 같은 세부 사항을 확인한다.

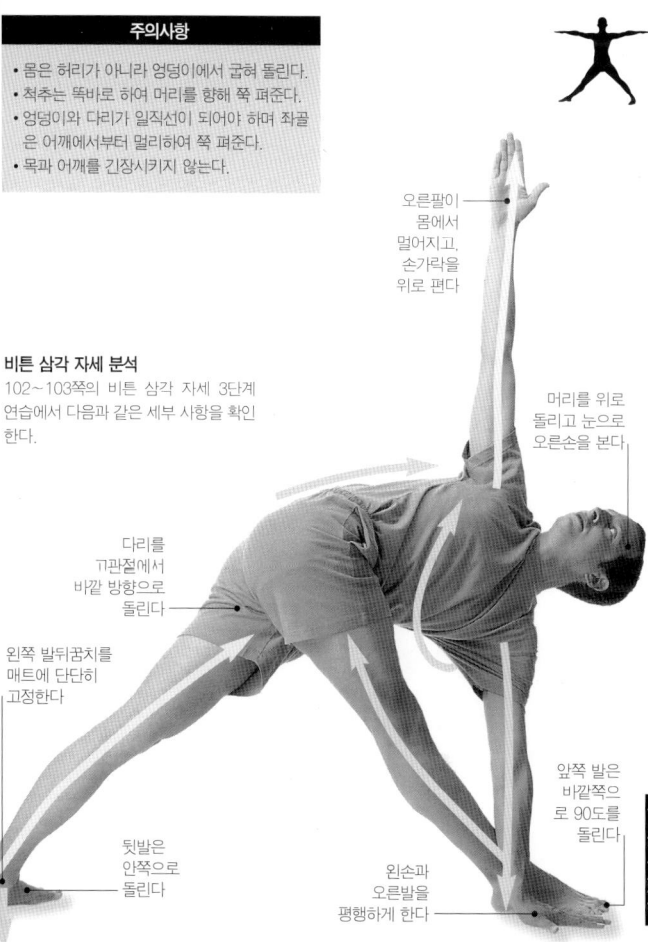

- 오른팔이 몸에서 멀어지고, 손가락을 위로 편다
- 머리를 위로 돌리고 눈으로 오른손을 본다
- 다리를 고관절에서 바깥 방향으로 돌린다
- 왼쪽 발뒤꿈치를 매트에 단단히 고정한다
- 뒷발은 안쪽으로 돌린다
- 왼손과 오른발을 평행하게 한다
- 앞쪽 발은 바깥쪽으로 90도를 돌린다

앉거나 무릎을 굽히는 자세

이제부터 소개하는 자세는 앉아서 하는 연속 자세의 시작이다. 앉아서 하는 자세의 기초가 되는 **단다 아사나**(지팡이 자세)와 무릎을 굽혀 하는 모든 자세의 기초가 되는 **비라 아사나**(영웅 자세)이다. 마음을 쉬게 하고 기분을 온화하게 하여 불안을 진정시켜 주는 자세로, 잠도 잘 자게 한다.

지팡이 자세
매트 위에 앉아 양쪽 다리를 펴고, 양손은 엉덩이 옆 바닥에 둔다. 손과 다리를 아래로 누르고 상체를 엉덩이에서부터 위로 쭉 펴준다. 15~20초간 자세를 유지하고 쉰다.

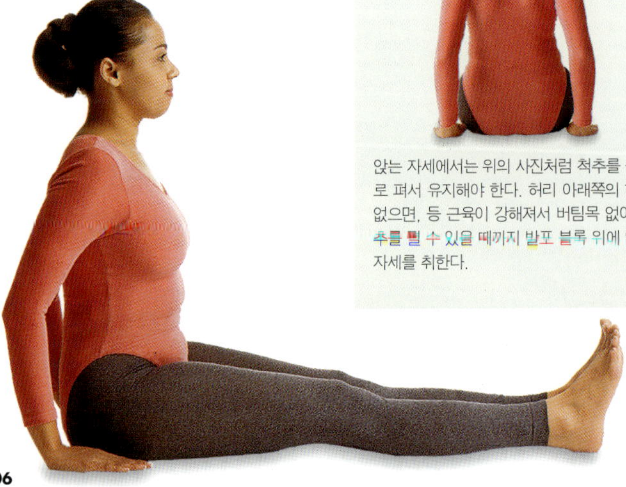

허리를 위로 펴주기

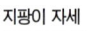

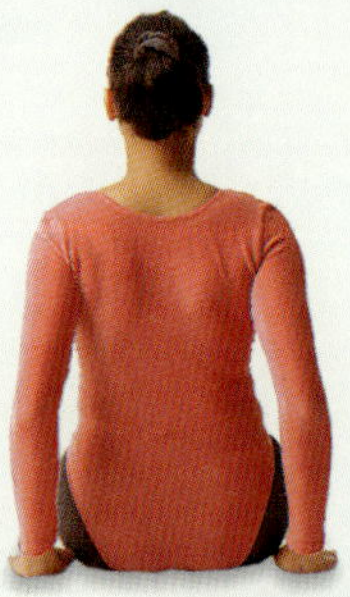

앉는 자세에서는 위의 사진처럼 척추를 똑바로 펴서 유지해야 한다. 허리 아래쪽의 힘이 없으면, 등 근육이 강해져서 버팀목 없이 척추를 펼 수 있을 때까지 발포 블록 위에 앉아 자세를 취한다.

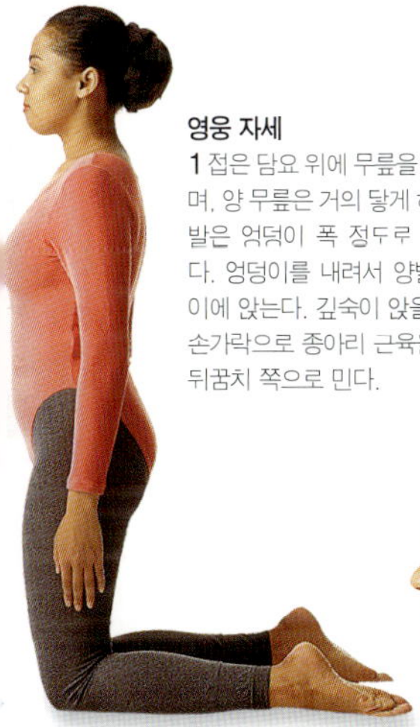

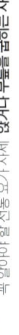

영웅 자세

1 접은 담요 위에 무릎을 굽히며, 양 무릎은 거의 닿게 하고, 발은 엉덩이 폭 정도로 벌린다. 엉덩이를 내려서 양발 사이에 앉는다. 깊숙이 앉을 때, 손가락으로 종아리 근육을 발뒤꿈치 쪽으로 민다.

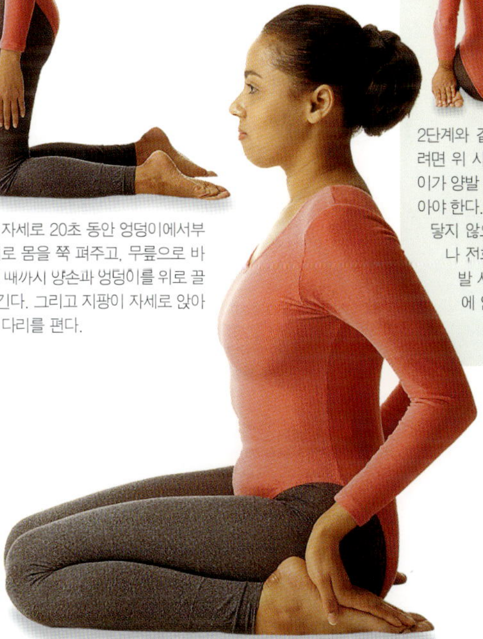

깊이 앉기

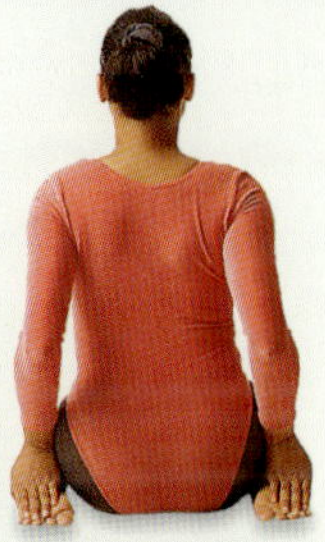

2단계와 같이 깊숙이 앉으려면 위 사진에서처럼 엉덩이가 양발 사이의 매트에 닿아야 한다. 엉덩이가 바닥에 닿지 않으면 발포 블록이나 전화번호부 책을 양발 사이에 두고 그 위에 앉는다.

2 이 자세로 20초 동안 엉덩이에서부터 위로 몸을 쭉 펴주고, 무릎으로 바로 설 때까지 양손과 엉덩이를 위로 끌어당긴다. 그리고 지팡이 자세로 앉아 양쪽 다리를 편다.

마음을 가라앉힌다

단다 아사나를 지팡이 자세라고 부르는 것은 등을 지팡이처럼 똑바로 하고 충분히 펴주어야 하기 때문이다. 발포 블록이나 두세 번 접은 담요 위에 앉아 연습하면 잘 된다. 살이 많은 엉덩이 양쪽에 있는 대둔근을 끌어당기면서 엉덩이를 바닥에 내린다. 몸통을 위로 스트레칭하기 쉽게 하려면 양쪽 다리로 바닥을 누르며, 엉덩이를 위로 펴주기 위해서는 반동을 이용한다.

무릎을 굽힌다

영웅 자세인 비라 아사나에서는 넓게 벌린 발 사이에 앉는다. 무릎이 경직된 사람에게 좋은 운동이다. 그러나 엉덩이로 깊숙이 앉

지팡이 자세의 분석

앉는 자세의 기본이 되는 106쪽의 지팡이 자세는 간단하게 보이지만 제대로 하려면 왼쪽 사진과 같은 세부 사항에 주의할 필요가 있다.

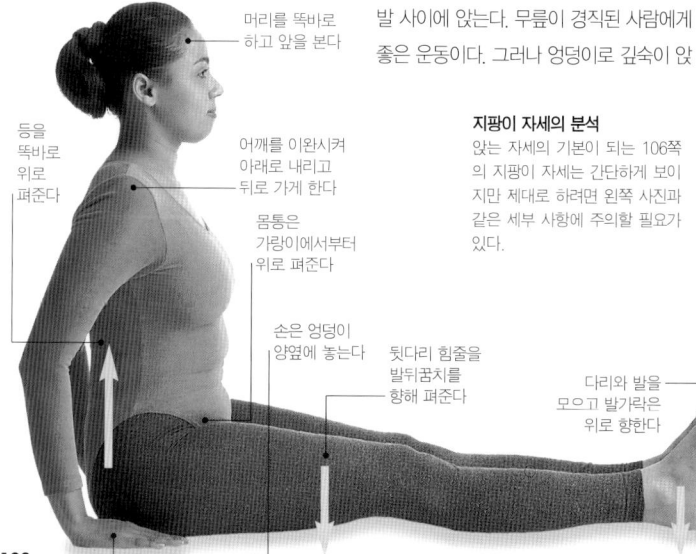

- 머리를 똑바로 하고 앞을 본다
- 등을 똑바로 위로 펴준다
- 어깨를 이완시켜 아래로 내리고 뒤로 가게 한다
- 몸통은 가랑이에서부터 위로 펴준다
- 손은 엉덩이 양옆에 놓는다
- 뒷다리 힘줄을 발뒤꿈치를 향해 펴준다
- 다리와 발을 모으고 발가락은 위로 향한다

을 때 엉덩이가 바닥에 닿지 않으면 다리가 안쪽으로 들이긴다. 무릎이 평평하게 펴지지 않으면 통증이 생긴다. 양발 사이에 발포 블록을 두면 허벅지가 올바른 위치를 잡아 엉덩이에서부터 등을 펴서 똑바로 하고 있기에 도움이 된다. 처음 연습할 때 무릎이나 발이 아프면 접은 타월이나 담요를 무릎 밑이나 발목과 발 아래에 댄다.

영웅 자세의 분석

오른쪽 사진의 세부 사항에 주의하면 107쪽의 영웅 자세를 완성하는 데 도움이 된다.

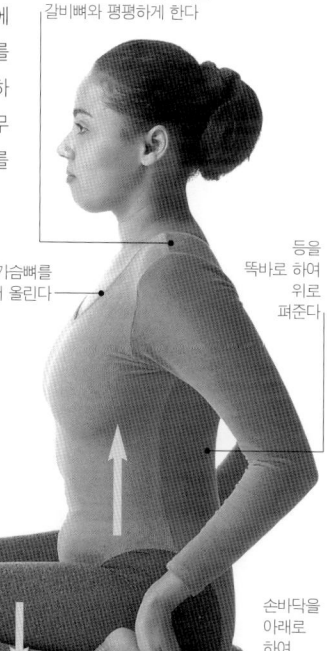

어깨를 이완하여 뒤로 가게 하고, 어깨뼈를 갈비뼈와 평평하게 한다

가슴뼈를 들어 올린다

등을 똑바로 하여 위로 펴준다

무릎을 모으고 허벅지 윗면이 위쪽을 향하게 한다

발 옆이 엉덩이에 닿게 하고, 발가락을 뒤쪽을 향하게 한다

손바닥을 아래로 하여 발에 댄다

다리를 당겨 펴주는 자세

나비 자세인 **밧다 코나 아사나**는 흔히 구두 직공 자세라고도 부르는데, 예로부터 인도의 구두 직공이 양 무릎을 넓게 벌리고 양발은 모으고 작업한 데서 유래했다. 이 자세와, **우파비스타 코나 아사나**라고 하는 박쥐 자세는 모두 가랑이 관절 스트레칭에 좋고 비뇨기 질환을 예방하거나 월경통 해소에 효과적이다.

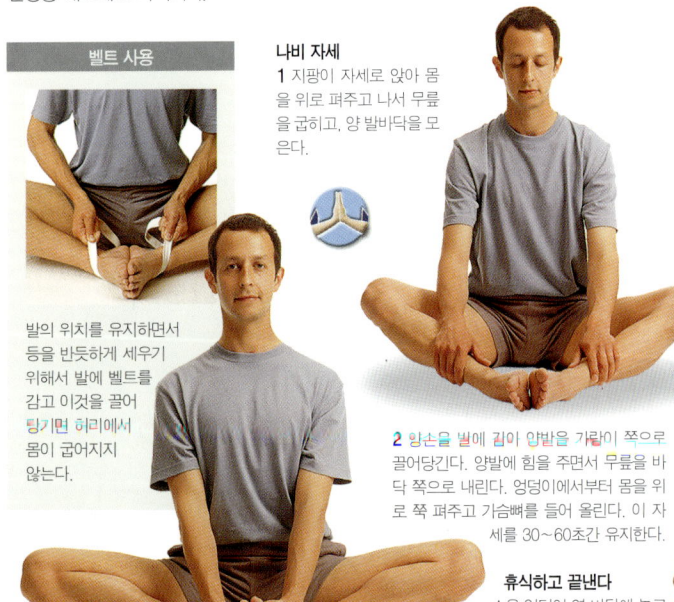

벨트 사용

발의 위치를 유지하면서 등을 반듯하게 세우기 위해서 발에 벨트를 감고 이것을 끌어 **탕기면** 허리에서 몸이 굽어지지 않는다.

나비 자세
1 지팡이 자세로 앉아 몸을 위로 펴주고 나서 무릎을 굽히고, 양 발바닥을 모은다.

2 양손을 발에 깊이 양발을 가랑이 쪽으로 끌어당긴다. 양발에 힘을 주면서 무릎을 바닥 쪽으로 내린다. 엉덩이에서부터 몸을 위로 쭉 펴주고 가슴뼈를 들어 올린다. 이 자세를 30∼60초간 유지한다.

휴식하고 끝낸다
손을 엉덩이 옆 바닥에 놓고 양쪽 다리를 펴고 쉰다.

박쥐 자세

1 지팡이 자세로 앉아 몸을 위로 펴준다. 등을 반듯하게 세우고, 발가락이 위로 향하게 한 채로 아프지 않을 때까지 양쪽 다리를 벌려 큰 각도를 만든다. 손과 다리로 바닥을 누르며 충분히 편다. 숨을 내쉬고 몸통을 엉덩이에서부터 앞으로 굽혀간다. 양팔은 밖으로 펴서 엄지발가락을 잡는다. 이 자세를 5~10초간 유지한다.

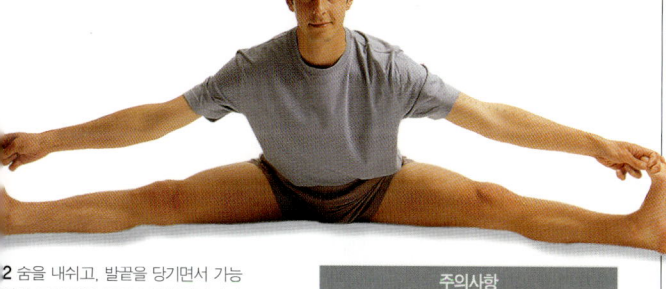

2 숨을 내쉬고, 발끝을 당기면서 가능하면 크게 몸을 앞으로 굽혀 이마가 바닥에 닿게 한다. 굽힌 채로 10초간 유지한다.

휴식하고 끝낸다

숨을 들이쉬고 머리와 몸을 일으키며, 손을 엉덩이 옆의 매트에 두고 양쪽 다리를 모으고 쉰다.

주의사항

1단계에서 발끝을 잡았을 때 다리가 당기는 느낌이 들면 2단계를 진행하지 않는다. 그 대신 숨을 들이쉬고 양쪽 다리를 모아 쉰다. 등과 허리가 좀더 유연해진 다음에 이 자세를 다시 시도한다.

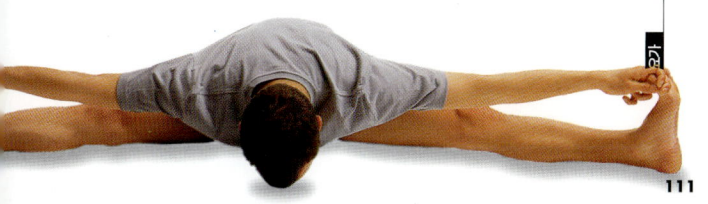

고관절을 유연하게 한다

110~111쪽의 다리를 펴는 두 가지 자세는 가랑이 근육을 늘이는 동시에 고관절을 유연하게 하는 효과가 있다. 박쥐 자세는, 허리를 굽히지 않고 가능하면 척추를 크게 앞으로 구부린다. 이러한 동작은 요추(허리뼈)나 허리의 관절, 그리고 고관절이나 허벅지의 근육과 힘줄의 운동이 된다. 나비 자세는 등을 똑바로 한 채로 굽힌 무릎을 바닥 쪽으로 내린다.

나비 자세 분석

오른쪽 그림에는 110쪽에서 소개한 나비 자세의 2단계에서 중요한 세부 사항이 설명되어 있다.

- 어깨를 이완시키고 아래와 뒤쪽으로 누른다
- 머리를 바로 하고 앞을 본다
- 가슴뼈를 위로 펴준다
- 등을 바로 하여 위로 펴준다
- 무릎이 바닥을 누른다
- 손으로 발을 감싼다
- 발에 힘을 주고 가랑이 쪽으로 끌어당긴다

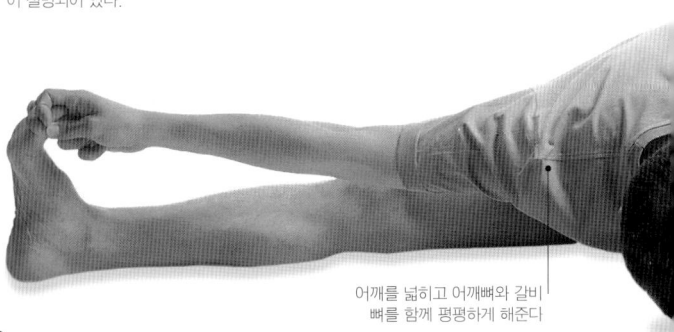

어깨를 넓히고 어깨뼈와 갈비뼈를 함께 평평하게 해준다

몸을 쉽게 펴주려면

어느 자세나 처음에는 접은 담요나 발포 블록에 앉아 연습한다. 그러면 허리 아랫부분을 펴주기 쉬우며, 나비 자세에서 무릎을 바닥으로 내리기 쉬워진다. 처음에 무릎이 바닥에서 뜨는 경우에 두세 번 접은 담요나 두 개 정도의 발포 블록에 앉는다.

박쥐 자세에서 앞으로 구부릴 때 양손이 발끝에 닿지 않는다면 허리에서 굽히지 말고 종아리를 눌러 엉덩이에서 굽혀야 한다. 처음에 이마가 매트에 닿을 정도로 몸을 굽힐 수 없으면 발포 블록이나 의자를 앞에 두고 그 위에 이마를 댄다. 연습을 계속하면 언젠가는 몸통이 더욱 앞으로 구부러져 매트에 이마를 대는 완전한 자세가 될 것이다.

박쥐 자세 분석

111쪽의 자세를 연습하면서 다음 사진에서 설명한 세부 사항이 올바르게 되고 있는지 확인한다.

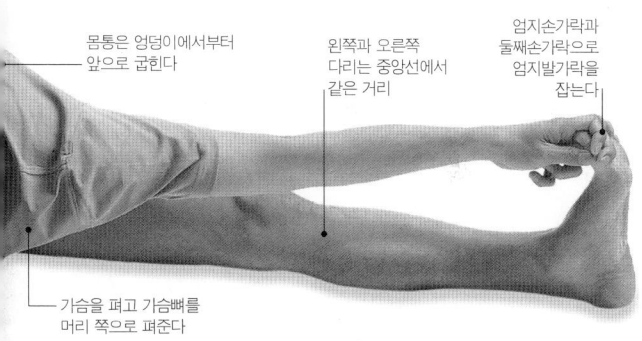

- 몸통은 엉덩이에서부터 앞으로 굽힌다
- 왼쪽과 오른쪽 다리는 중앙선에서 같은 거리
- 엄지손가락과 둘째손가락으로 엄지발가락을 잡는다
- 가슴을 펴고 가슴뼈를 머리 쪽으로 펴준다

머리를 무릎에 대는 자세

머리를 무릎에 대는 자세는 **자누 시르사 아사나**라고 부르며 앉은 상태에서 몸을 앞으로 구부린다. 소화기, 특히 간과 신장에 자극을 주며, 전립선 질환이 있는 남성에게도 좋다고 한다. 앞으로 구부리는 다른 자세들과 마찬가지로 평온한 느낌을 주는 자세이다.

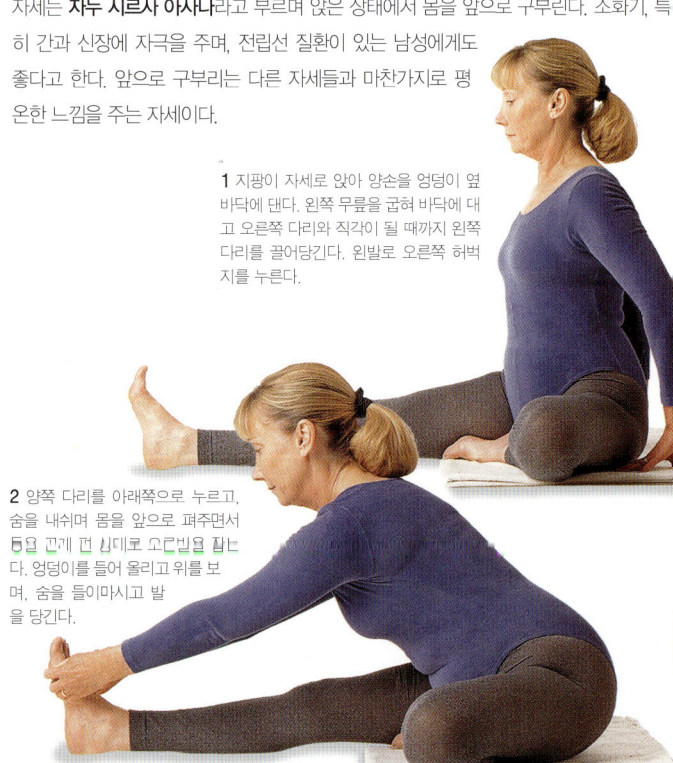

1 지팡이 자세로 앉아 양손을 엉덩이 옆 바닥에 댄다. 왼쪽 무릎을 굽혀 바닥에 대고 오른쪽 다리와 직각이 될 때까지 왼쪽 다리를 끌어당긴다. 왼발로 오른쪽 허벅지를 누른다.

2 양쪽 다리를 아래쪽으로 누르고, 숨을 내쉬며 몸을 앞으로 펴주면서 팔을 곧게 편 상태로 오른발을 잡는다. 엉덩이를 들어 올리고 위를 보며, 숨을 들이마시고 발을 당긴다.

이완시키는 자세

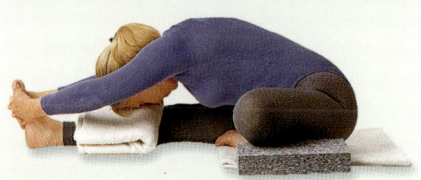

무릎을 굽힐 때 아프거나 불편하면 굽힌 무릎 밑에 발포 블록이나 접은 담요를 놓는다. 머리와 목을 이완시키며, 이마가 무릎에 닿지 않으면 그 위에 서너 번 접은 담요나 발포 블록을 댄다.

3 숨을 내쉬고, 이마가 무릎에 닿도록 몸통을 오른쪽 다리를 따라 늘인다. 약 15초간 사세를 유지하며 자연스럽게 숨쉰다.

반복하고 끝낸다

발을 이완시키고 왼쪽 다리를 펴며, 숨을 들이쉬고 머리와 몸을 일으켜 지팡이 자세로 앉는다. 그러고 나서 오른쪽 다리를 굽혀 1~3단계를 반복한다.

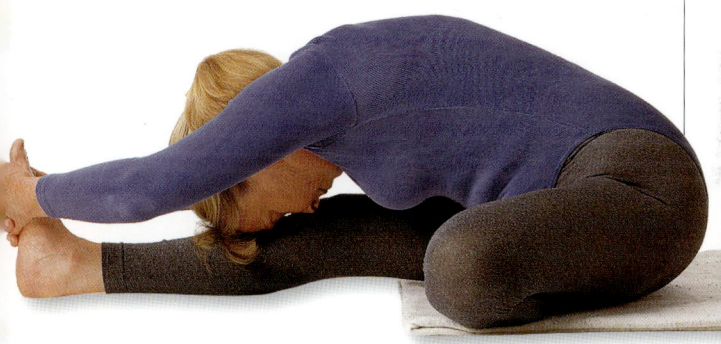

소화기와 신장을 자극한다

앉아서 앞으로 구부리기 자세는 모두 지팡이 자세에서 시작한다. 이 자세들에서는 가능한 한 등을 곧게 펴는 것이 중요하다. 114~115쪽에서 소개한 머리를 무릎에 대는 자세(자누 시르사 아사나)에서 머리를 무릎에 닿도록 앞으로 구부릴 때 몸통을 엉덩이에서부터 올려 펴주며 가랑이에서부터 앞으로 늘인다. 허리에서 굽히면 몸통을 바로 하기가 어렵다. 그러면 손도 발에 닿지 않는다. 자세를 연습할 때마다 요추에서부터 두개골을 받치고 있는 환추골까지 늘이며, 몸통은 가랑이에서 가슴뼈까지 곧게 편다.

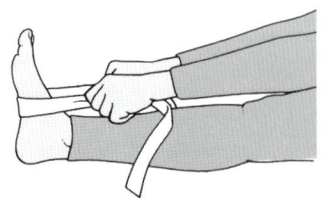

자세 만들기
뻗은 다리에 벨트를 감아 엉덩이에서 몸을 굽힌다. 양손으로 벨트 양쪽을 잡아당긴다. 걷는 것처럼 발에 힘을 주어 손을 당긴다. 먼저 오른쪽 다음에 왼쪽. 그리고 오른쪽으로 계속한다.

몸을 충분히 펴준다

2단계에서 양쪽 다리를 아래로 누르면 3단계에서 밖으로 뻗은 다리 위로 머리를 더 구부릴 수 있다. 손이 발에 닿아 발을 잡아당길 수 있으면 그것이 지렛대 작용을 해 몸통을 앞으로 굽힐 수 있다. 그러나 발을 잡으려고 너무 무리하면 안 된다. 그 대신 위의 그림처럼 벨트를 이용하면 등을 똑바로 편 상태로 몸을 앞으로 구부릴 수 있게 된다. 계속 연습하면 몸통은 조금씩 더 앞으로 굽혀지고, 손도 더 앞으로 나아가게 된다. 처음에 머리가 다리에 닿지 않으면 집은 담요나 빌포 블록을 정강이에 대고 그 위에 머리가 닿도록 한다. 그래도 통증이 있으면 구부린 무릎 아래에도 담요를 받친다. 연습이 거듭됨에 따라 몸은 좀더 유연해지고 마침내 손으로 발을 감아 다리에 이마를 놓는 자세를 완성하게 된다.

주의사항

- 1단계에서 다리를 굽힐 때, 한쪽 다리를 반대쪽 다리로 끌어당겨 발이 그 허벅지에 닿게 한다. 발이 뻗은 다리나 그 허벅지 아래로 들어가지 않게 조심한다.
- 가슴이 바닥과 평행하게 되도록 몸통을 머리쪽으로 편다. 가슴뼈와 편 다리가 일직선이 되도록 한다.

머리를 무릎에 대는 자세 분석

다음 사진과 같이 세부 사항에 주의하면 115쪽의 머리를 무릎에 대는 자세를 완성할 수 있다.

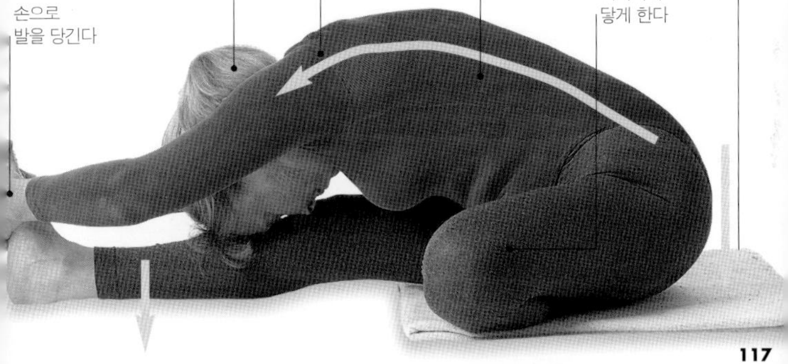

- 머리를 이완시키고, 눈은 아래를 보고, 이마를 정강이에 댄다
- 어깨 위치에서 몸통은 뻗은 다리와 평행하게 된다
- 양 옆구리가 바닥에서 같은 높이가 되게 한다
- 굽힌 다리가 뻗은 다리와 직각이 되게 하고 종아리가 허벅지에 닿게 한다
- 손으로 발을 당긴다

삼지 자세

이 자세에서는 몸에 세 개의 가지가 있다고 여긴다. 발, 무릎, 엉덩이이다. 산스크리트어의 긴 이름으로 **트리앙가 무카이카파다 파스치모타나 아사나**라고 하며, 머리를 한쪽 다리에 대고 앞으로 구부리는 자세이다. 이 자세는 소화기를 자극하며 마음과 뇌를 이완시키고, 다리와 발의 통증과 붓기를 누그러뜨린다.

다리의 자세

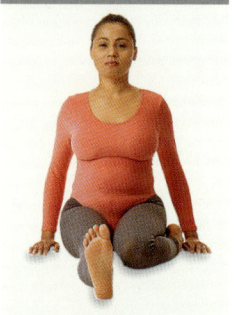

오른쪽 다리를 뻗어 엉덩이에서부터 멀리 펴준다. 무릎과 발끝은 위로 향한다. 이 자세를 유지하는 상태로, 왼쪽 무릎을 굽힌다. 이 구부린 다리가 허벅지에 닿게 넣어주시 아래께 엉덩이에 닿게 한다.

1 지팡이 자세로 앉아 다리를 펴고, 왼쪽 무릎을 굽혀 왼쪽 다리를 오른쪽 다리 쪽으로 끌어당긴다. 왼발을 발바닥이 위를 향하게 하고 왼쪽 엉덩이 옆에 놓는다.

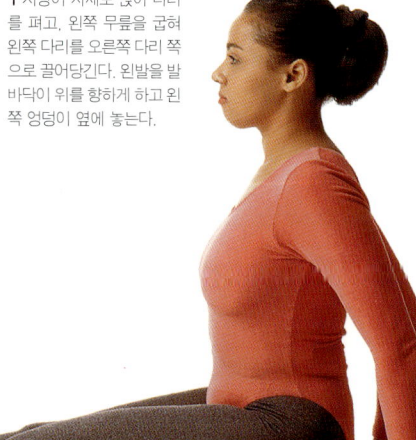

2 양쪽 다리를 아래로 누르고, 척추를 곧게 편다. 숨을 내쉬고 몸을 앞으로 뻗어 발을 잡는다. 이마가 정강이에 닿도록 몸통을 엉덩이에서 굽힌다. 이 자세를 20초간 유지한다.

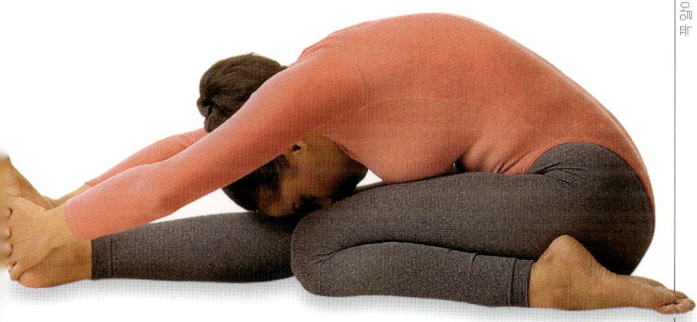

골반의 위치

골반은 수평이 되게 한다. 1단계에서 다리를 굽힐 때 엉덩이뼈가 올바른 위치에 있어야 한다. 양쪽 좌골은 자세를 취하는 동안 바닥 아래쪽을 눌러야 한다.

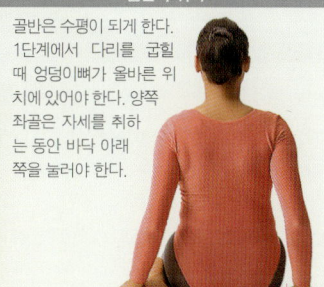

반복하고 끝낸다

머리를 일으켜 등을 펴고 손을 자유롭게 한다. 몸통을 일으켜 지팡이 자세를 취한다. 이번에는 오른쪽 다리를 굽혀 1, 2단계를 반복한다.

팔다리의 균형을 바로잡는다

우리는 다리와 발을 과도하게 사용하고 있으면서도 다리와 발 운동은 하지 않는다. 118~119쪽의 삼지 자세는 팔다리의 균형을 바로잡는 데 도움이 된다. 다리를 차례로 굽히고 펴며, 무릎 관절 운동을 하고, 발목 관절을 펴고 굽히며, 발의 아치를 튼튼하게 한다. 뻗은 다리가 아래쪽을 눌러주면서 발쪽으로 스트레칭하는 것은 뒷다리 힘줄이나 대퇴 사두근, 종아리 근육의 운동이 된다.

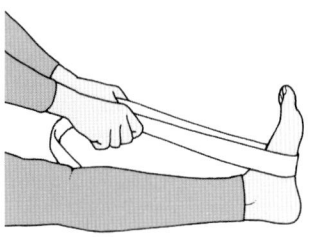

벨트의 사용
발바닥에 벨트를 감고 벨트 양쪽을 양손으로 잡는다. 등을 위쪽으로 바로 펴고, 엉덩이에서 몸을 앞으로 구부리기 위해 발로 벨트를 누르며 손으로 당긴다.

세 개의 가지

삼지 자세의 세 번째 가지는 엉덩이다. 먼저 엉덩이 위치를 수평으로 유지하여 지팡이 자세로 앉아 시작하며, 다리를 굽히고 몸통을 앞으로 기울이면서 양쪽 좌골을 균등하게 아래로 누른다. 이러한 동작에서 엉덩이 위치를 유지하기 어려우면 접은 담요나 발포 블록에 앉아 골반의 위치를 높게 한다.

114~115쪽의 머리를 무릎에 대는 자세가 엉덩이에서 밖으로 향하는 근육인 외전근(外轉筋)에 작용하나, 이 자세에서는 내전근(內轉筋) 운동이 된다. 이 근육은 다리를 몸의 중앙인 안쪽으로 향하게 하는 기능을 한다. 허벅지를 수평으로 유지하면서 아래로 눌러 양쪽 중심선이 두드러지게 하기 위해서 이 근육을 이용한다.

허리와 양다리를 아래로 누르고 몸통을 들어 올렸다가 몸을 앞으로 편다. 편 다리의 종아리까지 손이 닿지 않으면 위의 그림처러 벨트를 사용한다. 그리고 머리가 무릎에 닿지 않으면 쿠션이나 의자에 머리가 닿게 해본다.

삼지 자세를 계속 연습하면 고관절이 움직이기 쉬워져, 나중에는 양손으로 발을 잡을 수 있게 된다.

주의사항

- 균형을 유지한다.
- 발을 당겨 지렛대로 삼아 몸이 앞으로 펴지게 한다. 양 팔꿈치가 바닥에서 같은 높이에 있게 유지한다.
- 몸의 뒤쪽뿐 아니라 골반에서부터 가슴뼈까지 몸 앞쪽도 펴준다.

삼지 자세 분석

요가에서 몸의 각 부분을 올바른 위치에 두는 것이 중요하다. 다음에 제시한 세부 사항을 확인하여 119쪽의 삼지 자세 2단계를 연습한다.

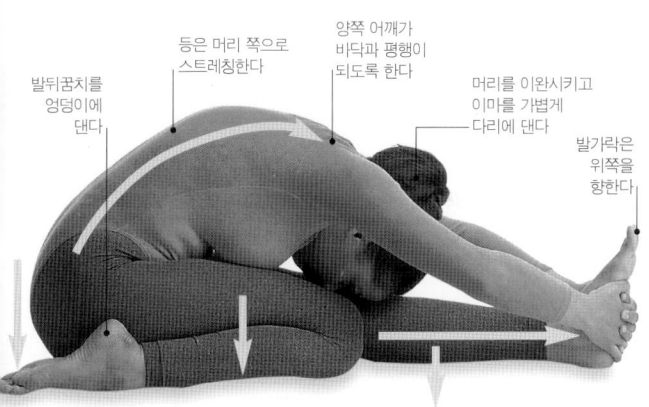

- 발뒤꿈치를 엉덩이에 댄다
- 등은 머리 쪽으로 스트레칭한다
- 양쪽 어깨가 바닥과 평행이 되도록 한다
- 머리를 이완시키고 이마를 가볍게 다리에 댄다
- 발가락은 위쪽을 향한다

앉아서 앞으로 구부리는 자세

이 자세는 **파스치모타나 아사나**라고 부르며, 몸을 반으로 접듯이 엉덩이에서 몸 전체를 앞으로 굽히는 자세이다. 심장을 척추 아래에 두어, 심장의 부담을 줄여주고 척추가 곧게 펴져서 하반신의 혈액순환이 더 원활해진다. 따라서 마음이 안정되고 이완되며 새로운 활력을 찾게 된다.

1 지팡이 자세로 앉아 손과 다리를 아래로 누르면서 충분히 펴준다.

경고

이 자세에서는, 앞으로 구부리기의 모든 자세에서 그렇듯이 등에 문제가 있는 사람은 완전히 앞으로 구부리면 안 된다. 이 자세는 골반의 위치를 높일 수 있으면 효과가 있으므로 2단계까지만 한다.

숨을 내쉬고 엉덩이에서 몸을 구부려 팔을 앞으로 펴서 발의 옆쪽을 잡는다. 이때 ...은 똑바로 ...다.

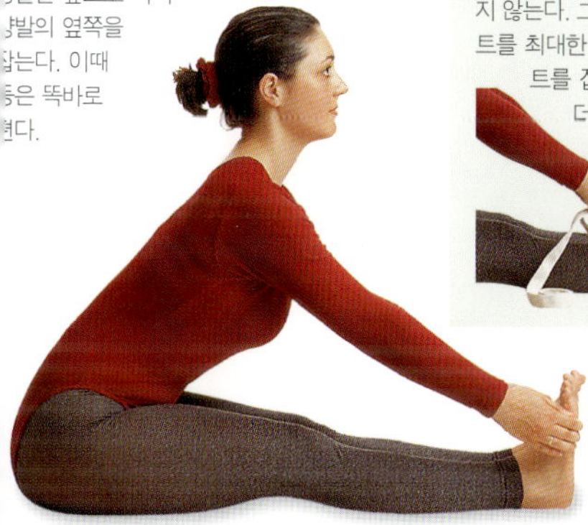

자세 만들기

발에 손을 닿게 하려고 몸을 허리에서 굽히지 않는다. 그 대신 발바닥에 벨트를 감고 벨트를 최대한 당겨준다. 연습을 계속하면 벨트를 잡는 손이 이동하여 엉덩이에서 더 구부릴 수 있을 것이다

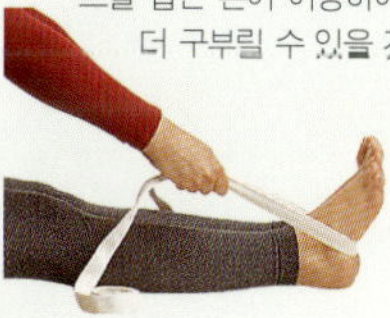

3 몸통을 다리 쪽으로 편다. 발을 당기면서 팔꿈치를 바깥쪽으로 굽히고 이마가 정강이에 닿도록 머리를 낮추어간다. 이 자세를 20초간 유지한다.

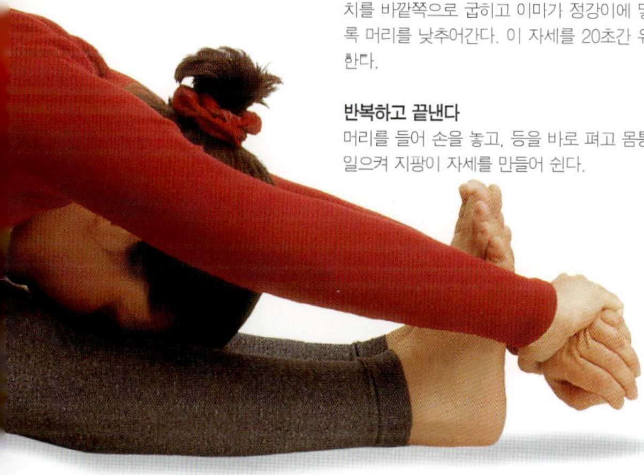

반복하고 끝낸다

머리를 들어 손을 놓고, 등을 바로 펴고 몸통을 일으켜 지팡이 자세를 만들어 쉰다.

혈액순환을 향상시킨다

앉아서 앞으로 구부리는 자세는 모든 스트레칭 중에서 가장 많이 몸을 늘인다. 등이나 허리 관절이 유연한 경우를 제외하고, 보조 도구를 사용하지 않고 이 자세를 완성하기까지는 꽤 오랫동안 연습해야 한다.

몸을 무릎이나 종아리 근처까지 구부릴 수 없으면 발포 블록이나 접은 담요 위에 앉아서 시작하며, 등을 똑바로 하고 몸통을 앞으로 끌어당기기 위해서는 벨트를 사용한다. 처음에는 뻗은 다리 위에 낮은 의자를 두거나, 무릎에 몇 개의 발포 블록을 받치고 그 위에 이마를 대는 연습을 한다. 몸에 유연이 생기면 앞으로 구부리기 쉬워진다.

힘을 모아 쭉 펴기

엉덩이에서부터 몸을 충분히 펴면 몸을 굽히기 쉬워진다. 또 척추도 늘어나서 손이 좀더 멀리 닿게 된다. 몸통을 뒤로 내리면 어려운 자세도 취하기 쉬워지므로 가끔 쉬어 좌골, 양쪽 다리, 양발로 바닥을 충분히 눌러주고, 힘을 모아 척추와 가슴뼈를 머리 쪽으로 쭉 펴 늘인다. 몸통을 앞으로 구부릴 때, 양 팔꿈치를 바깥쪽으로 펴거나 벨트를 당겨 발을 잡는다. 좀더 노력하면 손으로 발을 잡고 몸통과 이마를 다리에 닿을 수 있게 될 것이다. 마음을 안정시키고 쉬는 자세로 평소대로 정상적으로 숨 쉰다.

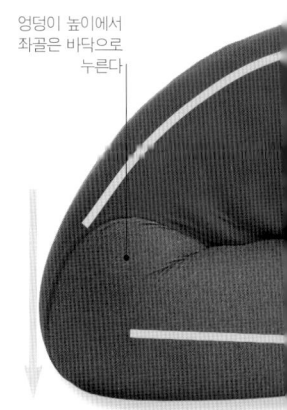

엉덩이 높이에서
좌골은 바닥으로
누른다

주의사항

- 몸을 펴기 전에 숨을 들이쉬고, 숨을 내쉬면서 몸을 앞으로 구부려야 한다.
- 어깨를 이완시킨 채로, 어깨뼈와 갈비뼈가 평평하게 되도록 한다.
- 몸통을 앞으로 굽히면서, 척추가 똑바로 길게 뻗어가는 모습을 상상한다.

앉아서 앞으로 구부리는 자세 분석

다음 그림과 같은 세부 사항을 확인하여 123쪽의 앉아서 앞으로 구부리는 자세의 3단계를 완성한다.

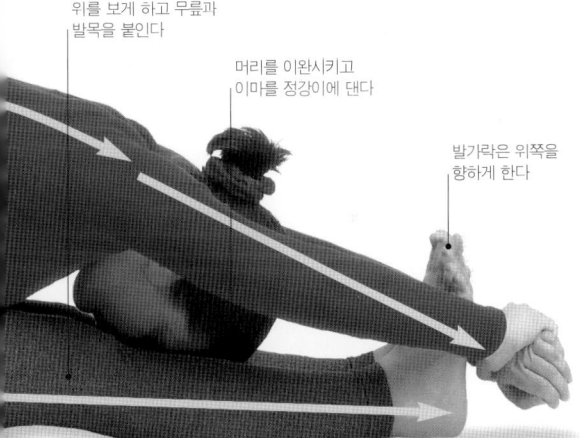

다리를 모아 슬개골이 위를 보게 하고 무릎과 발목을 붙인다

머리를 이완시키고 이마를 정강이에 댄다

발가락은 위쪽을 향하게 한다

누워서 하는 나비 자세

누워서 하는 나비 자세는 **숩타 밧다 코나 아사나**라고 부르며, 움직임이 많지 않은 편한 자세이다. 가랑이를 충분히 펴서 골반의 혈액순환을 좋게 하고, 다리와 엉덩이 근육에 긴장을 준다.

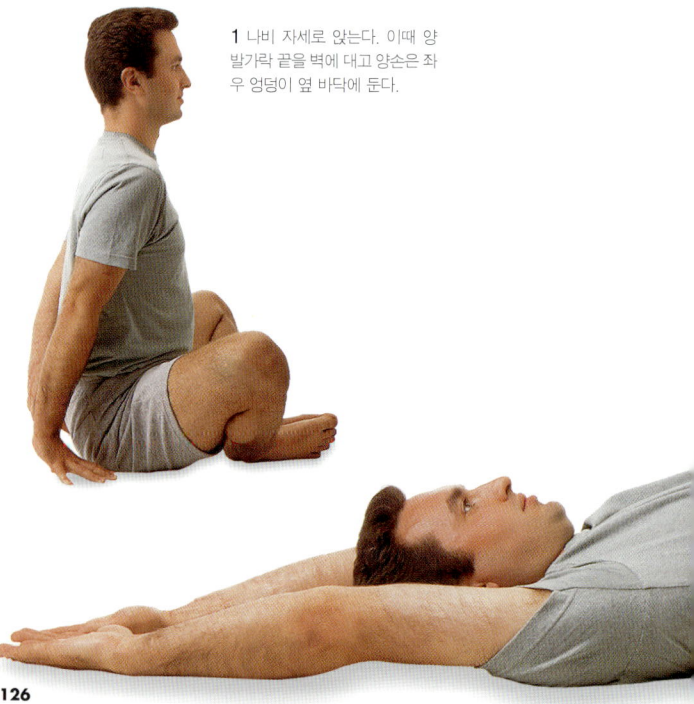

1 나비 자세로 앉는다. 이때 양 발가락 끝을 벽에 대고 양손은 좌우 엉덩이 옆 바닥에 둔다.

2 손을 아래로 누르면서 엉덩이를 매트에서 약간 떨어지듯이 들어 올려 가능할 때까지 좌골을 발뒤꿈치 쪽으로 이동시킨다. 그리고 나서 양손을 사용하여 몸통을 매트 쪽으로 내린다.

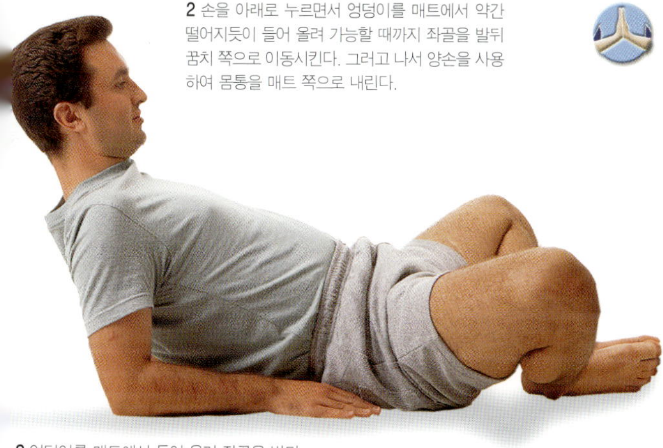

3 엉덩이를 매트에서 들어 올려 좌골을 발뒤꿈치 쪽으로 이동한다. 그리고 나서 좌골을 내리고 머리를 매트에 대고 양팔은 머리 위로 이완시킨다. 1~2분가 이 자세를 유지한다.

끝내고 쉰다
양팔을 내려 옆구리 근처에 두고, 다리를 굽힌 채로 몸을 옆으로 돌려 바로 앉는다. 다리를 펴고 쉰다.

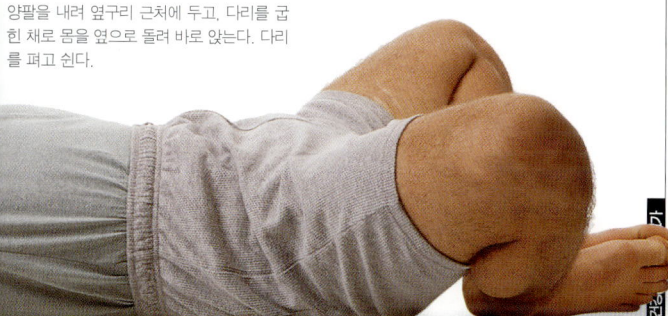

편안한 휴식을 선사한다

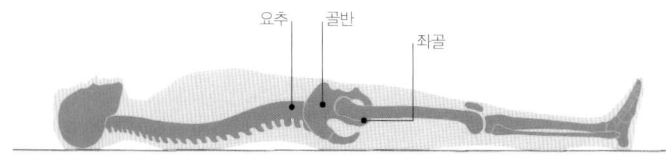

요추 골반 좌골

어떻게 보면 바닥에서 하는 자세가 서서 하는 자세보다 힘들다고 생각할 수도 있다. 숨은 쉬기 편하지만 바닥이 딱딱하기 때문이다. 그러나 달리 보면, 바닥에서 하는 자세는 서서 하는 자세보다 편하다. 누우면 몸을 이완시키기 쉽기 때문이다. 누워서 하는 나비 자세가 가장 좋은 예이다. 이것은 움직임이 거의 없는 자세이며, 일단 스트레칭하면 자세를 바꾸지 않기 때문에 110쪽에서 소개한 앉아서 하는 나비 자세보다 편하다.

긴장하지 않기
누웠을 때에 골반이 적절한 위치에 있으면, 요추가 매트에 가까워져 좀더 편해진다.

그러나 누워서 하는 다른 자세와 마찬가지로 누워 있을 때 허리가 활모양으로 바닥에서 뜨면 제대로 쉴 수 없으므로 요추를 펴서 틈을 없애야 한다. 2단계에서 엉덩이

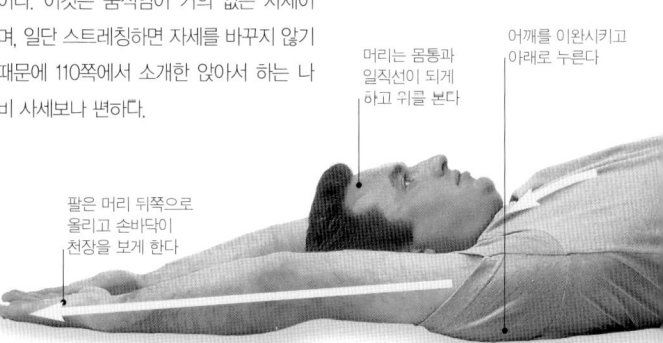

머리는 몸통과 일직선이 되게 하고 위를 본다

어깨를 이완시키고 아래로 누른다

팔은 머리 뒤쪽으로 올리고 손바닥이 천장을 보게 한다

를 들어 올려 좌골을 발뒤꿈치 쪽으로 이동시키는 것은 바로 이 자세를 만들기 위해서이다.

상반신 받치기

시작하기 전에, 위를 보고 누웠을 때 허리와 머리 사이 바닥에 사각형으로 접은 담요를 놓아 등 위쪽을 받쳐준다. 가랑이를 충분히 펴기 위해서, 가랑이를 가능하면 발 쪽으로 가까이 가게 할 필요가 있다.

무릎이 경직되어 있으면 가랑이와 발 사이를 넓게 한다. 담요에 누워 허리를 펴고 좌골이 허리에서 멀어져 벽 쪽으로 향하도록 집중한다.

주의사항

- 먼저 발끝을 벽에 붙이고 나서 동작을 시작한다. 그러면 누워서 몸을 펼 때 발이 가랑이에서 멀어지지 않는다.
- 엉덩이뼈는 머리 쪽으로 늘이고, 좌골은 다리 쪽으로 늘인다.

누워서 하는 나비 자세 분석

127쪽의 바닥에서 하는 나비 자세의 3단계에서 충분한 스트레칭이 되도록 다음과 같은 세부 사항을 확인한다.

- 무릎을 아래로 누른다
- 발바닥을 마주 누른다
- 발가락을 벽에 댄다

개 자세

아도 무카 스바나 아사나라고 부르는 이 자세는, 개가 공중으로 엉덩이를 치켜드는 모습과 비슷하다. 이 자세는 치유를 위한 자세로, 어깨 결림과 다리·발뒤꿈치의 긴장이나 피로를 없앤다. 또한 심장박동을 느리게 하며, 뇌와 신경계를 활성화하여 피로를 없앤다.

1 미끄럽지 않은 매트에 얼굴을 아래로 향하고 엎드린다. 이때 팔꿈치를 굽혀 손바닥을 매트에 대고, 손가락은 벌리며, 그 끝이 어깨 바로 밑에 오게 한다. 발은 30센티미터 정도 벌린다.

2 숨을 내쉬고 나서, 손과 발로 바닥을 누르고 무릎을 굽힌 자세가 될 때까지 몸을 일으킨다. 양손 가운뎃손가락이 평행이 되도록 손의 위치를 조정하고 손가락을 앞으로 편다. 발끝을 구부리고 숨을 들이쉰다.

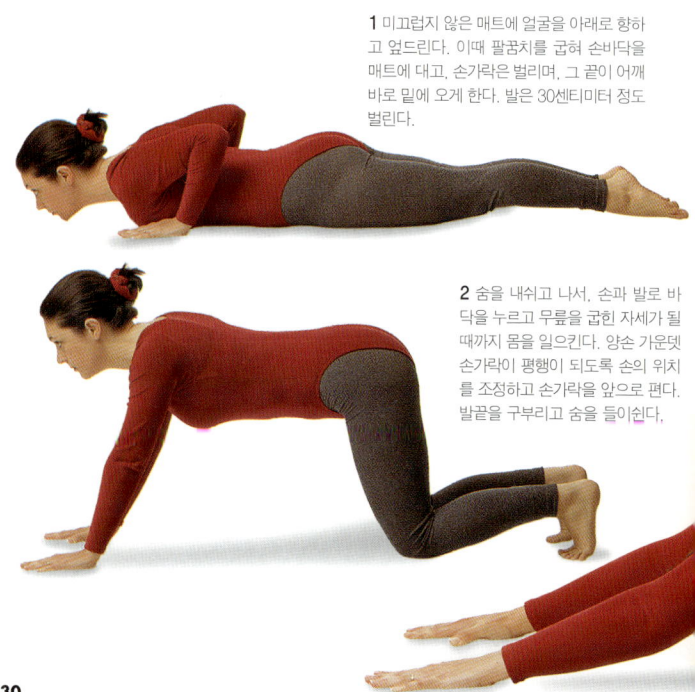

발의 위치

양발은 30센티미터 정도 벌린다. 3단계 자세에서 발뒤꿈치가 바닥에 닿게 할수록 편하다. 발뒤꿈치로 매트를 누르고 엉덩이를 위로 향하면서 다리를 쭉 펴준다.

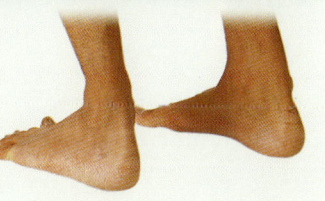

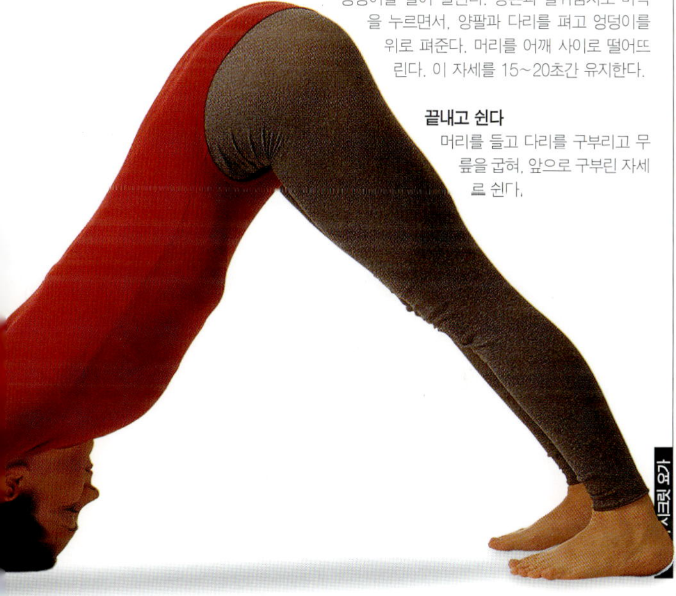

3 숨을 내쉬면서, 몸이 뒤집힌 V자 모양이 되도록 엉덩이를 들어 올린다. 양손과 발뒤꿈치로 바닥을 누르면서, 양팔과 다리를 펴고 엉덩이를 위로 펴준다. 머리를 어깨 사이로 떨어뜨린다. 이 자세를 15~20초간 유지한다.

끝내고 쉰다

머리를 들고 다리를 구부리고 무릎을 굽혀, 앞으로 구부린 자세로 쉰다.

몸과 마음의 피로를 씻는다

개자세는 몸 전체를 쭉 펴주어 혈액 순환을 좋게 하므로 피로 회복에 좋다. 몸을 충분히 펴기 위해서는 몸 각 부분의 위치에 주의한다. 특히 양손을 놓는 위치에 주의하여 손가락을 펼치고 양 가운뎃손가락을 평행하게 만든다. 손가락 끝은 어깨 위치에 오도록 한다.

엉덩이를 들어 올리는 순간부터 몸을 스트레칭해 준다. 발과 손으로 아래쪽을 누르고 양팔을 펴며, 옆구리를 따라 쭉 늘여 간다.

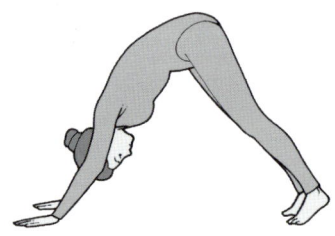

자세의 동작

몸이 명확하게 뒤집힌 V자 모양이 되었는지 보기 위해 가능하면 거울에 모습을 비추어 확인한다. 다리와 등이 위 그림처럼 펴져야 한다. 발뒤꿈치를 바닥으로 내리고, 몸통과 다리를 손과 발에서 멀리, 충분히 편다.

뒤집힌 V자 모양

엉덩이가 꼭짓점이 되어, 바로 편 다리가 V자의 한쪽 선이 되고 팔과 몸통이 다른 쪽 선이 된다. 다리를 바로 펴고 있을 때 발뒤꿈치가 바닥에 닿지 않을 정도로 발을 벌려서는 안 된다. 몸을 늘여 펼수록 발뒤꿈치는 내려가므로, 몸을 충분히 쭉 펴서 발뒤꿈치가 더욱 눌리도록 한다.

발로 바닥을 누르고, V자 모양의 꼭짓점인 엉덩이를 향해 허벅지를 충분히 늘여

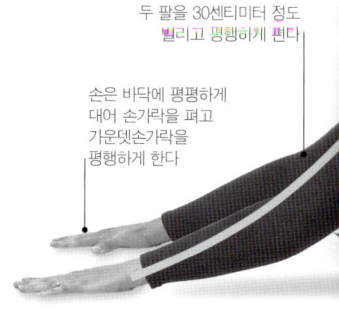

두 팔을 30센티미터 정도 벌리고 평행하게 편다

손은 바닥에 평평하게 대어 손가락을 펴고 가운뎃손가락을 평행하게 한다

퍼준다. 동시에 양팔과 몸통도 엉덩이 쪽으로 충분히 늘인다. 목을 이완시켜 머리가 매달린 것처럼 하여 머리 꼭대기가 바닥에 닿게 한다. 배를 이완시키고, 다리, 발, 손이 몸의 등 쪽을 따라 쭉 늘어나게 펴준다.

주의사항

- 이 자세는 미끄러지기 쉬운 깔개나 바닥에서 연습하면 안 된다. 미끄럽지 않은 재질로 만든 매트나 고정된 카펫 또는 바닥에서 연습한다.
- 자세를 잡고 있을 때 손과 발의 위치를 바꾸지 않는다. 자세를 잡기 전에 손과 발의 위치를 제대로 잡아야 한다. 손발의 위치를 옮기면 자세의 효과가 없어진다.

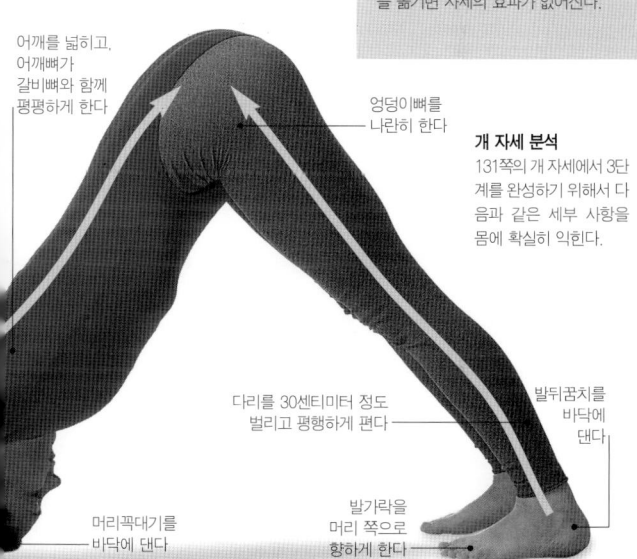

어깨를 넓히고, 어깨뼈가 갈비뼈와 함께 평평하게 한다

엉덩이뼈를 나란히 한다

개 자세 분석
131쪽의 개 자세에서 3단계를 완성하기 위해서 다음과 같은 세부 사항을 몸에 확실히 익힌다.

다리를 30센티미터 정도 벌리고 평행하게 편다

발뒤꿈치를 바닥에 댄다

머리꼭대기를 바닥에 댄다

발가락을 머리 쪽으로 향하게 한다

빗장 자세

이 자세는 **파리가 아사나**라고 부르며, 몸통과 양팔로 빗장이 걸린 문과 같은 형태를 만든다. 삼각 자세처럼 몸의 옆쪽을 늘여 펴주지만 무릎을 굽혀 몸통을 한쪽으로 펴므로 삼각 자세보다 조금 힘든 자세이다.

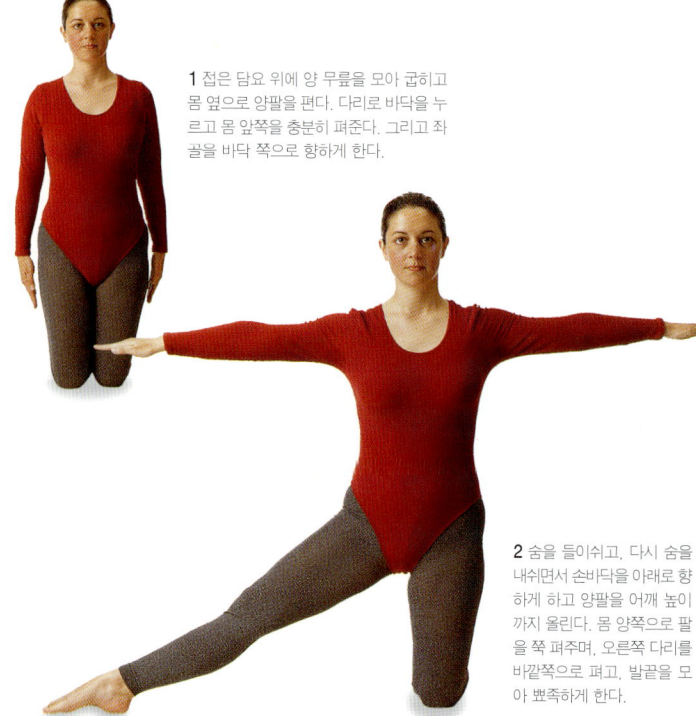

1 접은 담요 위에 양 무릎을 모아 굽히고 몸 옆으로 양팔을 편다. 다리로 바닥을 누르고 몸 앞쪽을 충분히 펴준다. 그리고 좌골을 바닥 쪽으로 향하게 한다.

2 숨을 들이쉬고, 다시 숨을 내쉬면서 손바닥을 아래로 향하게 하고 양팔을 어깨 높이까지 올린다. 몸 양쪽으로 팔을 쭉 펴주며, 오른쪽 다리를 바깥쪽으로 펴고, 발끝을 모아 뾰족하게 한다.

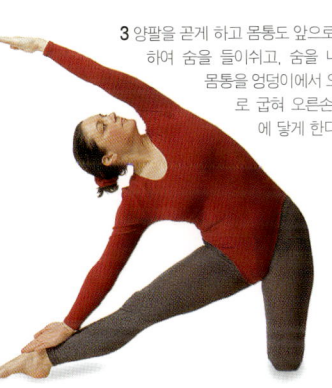

3 양팔을 곧게 하고 몸통도 앞으로 똑바로 하여 숨을 들이쉬고, 숨을 내쉬면서 몸통을 엉덩이에서 오른쪽으로 굽혀 오른손이 다리에 닿게 한다.

팔을 들어 올리기

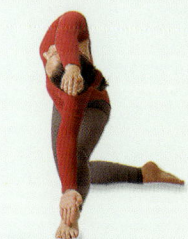

몸통이 앞쪽을 향하게 하고, 어깨를 수평으로 활짝 펴면, 위팔이 머리 옆을 따라 놓이게 된다. 팔을 귀 뒤쪽으로 늘여 펴도록 연습한다.

4 왼팔을 오른쪽으로 움직여 팔이 귀에 닿게 한다. 이 자세로 10초간 스트레칭한다.

반복하고 끝낸다

이번에는 왼쪽으로 몸을 굽혀 왼쪽 다리를 바깥쪽으로 펴고 1~4단계 동작을 한다. 1단계로 돌아와 앉아서 휴식한다.

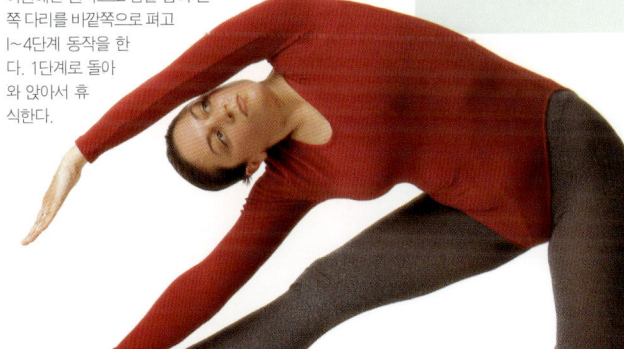

배와 허리를 정렬한다

빗장 자세는 몸 옆쪽을 쭉 펴주는 자세이다. 한 번의 움직임으로 엉덩이와 배를 굽히고 펴므로, 배와 허리를 정렬하는 좋은 운동이다.

이 자세는 무릎을 굽히고 하는데, 처음에 몸을 충분히 늘이는 것이 무엇보다 중요하다. 따라서 무릎을 굽힌 자세에서 잠시 멈추어 양쪽 다리로 바닥을 단단하게 누르고, 무릎에서부터 머리끝까지 몸 앞쪽을 충분히 펴준다. 이때 엉덩이뼈는 위로 펴주고 좌골은 아래로 내린다.

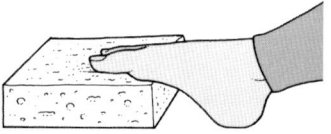

자세의 동작
매트에 다리를 펴고 발끝을 놓거나 정강이를 위를 향하게 하기 어려운 경우에는 발을 발포 플라스틱이나 접은 담요 위에 놓는다.

양팔을 뻗어 스트레칭하기

양팔을 올릴 때 어깨를 의식한다. 어깨뼈와 갈비뼈를 평평하게 한 채로 쇄골을 편다. 몸통을 굽힐 때 이끼와 잉덩이가 옆으로 기울어지지 않도록 주의한다. 그 대신 엉덩이와 어깨가 벽에 붙어 있는 것처럼 어깨와 엉덩이가 일직선상에 있도록 한다. 꼬리뼈를 고정하고, 편 발이 굽힌 무릎과 일직선상에 있게 한다. 몸통은 앞을 향한 채로 엉덩이에서부터 굽힌다. 엉덩이에서부터 몸이 최대한 늘어날 수 있도록 스트레칭한다. 이때 정상적으로 숨 쉬고, 허벅지부터 고관절까지 몸의 양쪽 면이 충분히 펴지는 것을 느낀다.

양팔은 바로 펴서 머리 위쪽에서 가능한 한 서로 가까이 가도록 한다. 처음에는 양팔 사이를 좁게 하기 어렵고 불편하며, 팔을 간신히 수직으로 세울 수 있을 뿐일지도 모른다.

하지만 연습을 계속하면 엉덩이나 어깨 관절이 더 유연해져 손바닥이 맞닿고 그 밑쪽 손등을 발에 댈 수 있을 정도가 될 것이다.

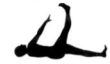

주의사항

- 다리를 한쪽으로 펼 때 엉덩이에서부터 밖으로 돌려 자세를 취하는 동안 무릎과 경골(정강이뼈)이 위를 향하게 한다.
- 몸통을 오른쪽이나 왼쪽으로 굽힐 때, 얼굴을 위팔 쪽으로 돌려 올려보도록 한다.

빗장 자세 분석

135쪽의 빗장 자세 4단계에서 효과적으로 몸을 펴려면 다음 그림과 같은 세부 사항이 중요하다. 오른쪽 무릎과 발을 매트에 두는 것에 주의한다.

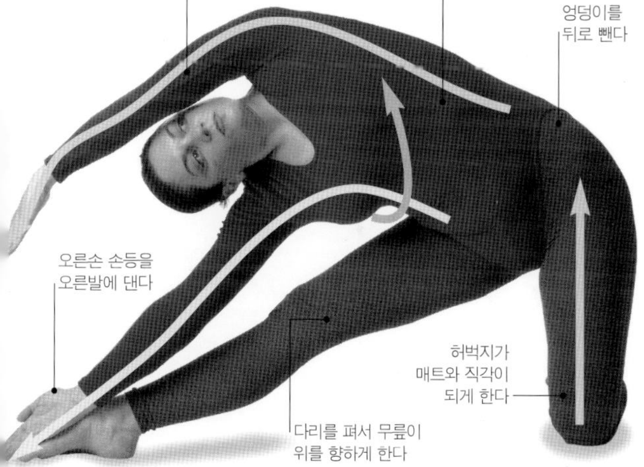

- 왼팔이 귀에 스치게 한다
- 몸통이 앞으로 향하게 한다
- 엉덩이를 뒤로 뺀다
- 오른손 손등을 오른발에 댄다
- 허벅지가 매트와 직각이 되게 한다
- 다리를 펴서 무릎이 위를 향하게 한다

배를 비트는 자세

늘어진 배 근육을 강화하기 위해 가장 좋은 자세는 **자타라 파리바르타나 아사나**라는, 배를 비트는 자세이다. 간, 비장, 췌장, 장의 기능도 개선한다. 또 살을 빼는 데도 좋으며, 요통도 없애준다. 허리를 기분 좋게 펴고, 양쪽 다리를 몸 한쪽에서 반대쪽으로 반원을 그리듯이 움직인다.

1 매트에 누워 위를 보며 양쪽 다리를 굽힌다. 양팔을 좌우로 펴고 손바닥을 위로 향한다.

2 어깨를 아래로 누르면서, 양쪽 다리를 들어 올려 무릎을 인쪽 가슴 쪽으로 당긴다.

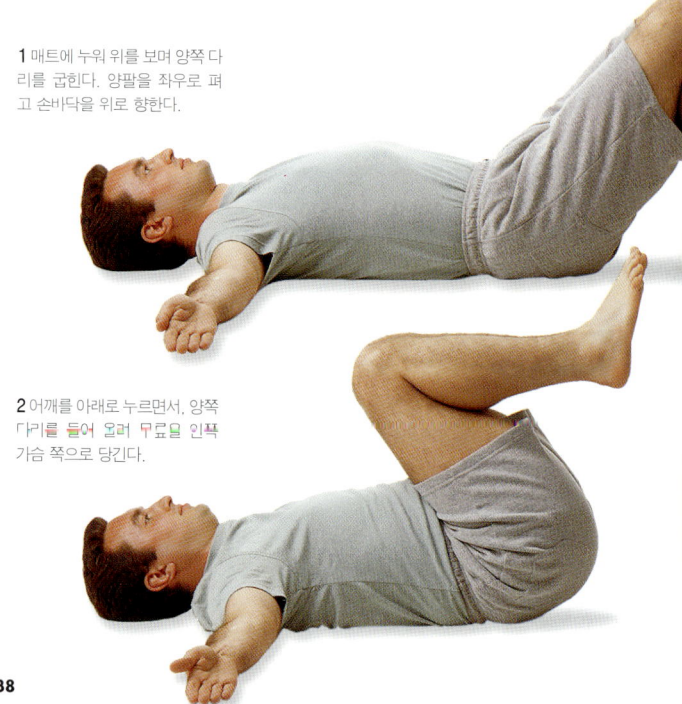

어깨를 올바른 위치에 둔다

무릎을 오른쪽으로 돌릴 때 왼쪽 어깨를 들면 안 된다. 동작이 진행되는 동안 양어깨를 일직선상에 있게 매트에 붙여둔다.

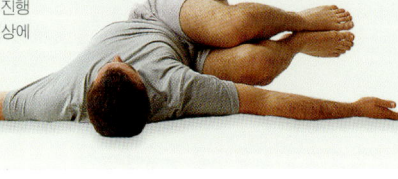

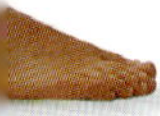

3 왼쪽 어깨를 매트에 붙인 채로 무릎을 오른쪽으로 돌린다. 이때 배는 왼쪽으로 돌린다. 이 자세를 10~15초간 유지한다.

반복하고 끝낸다

무릎을 가슴 쪽에서 일으키고, 이번에는 무릎을 왼쪽으로 돌려 3단계를 반복하고 1단계로 돌아와 다리를 바로 하고 쉰다.

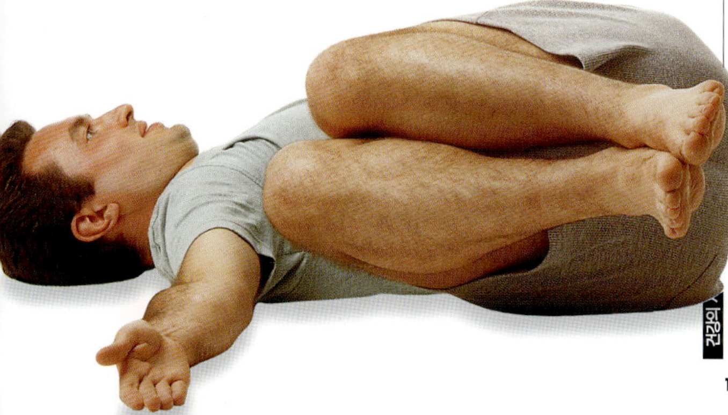

장의 기능을 향상시킨다

등 위쪽과 어깨를 바닥에 댄 채로 양쪽 다리를 천천히 좌우로 흔들면 등뼈가 뒤틀려서 등 아래쪽을 자극하여 마사지하므로 요통이 완화된다. 처음 자세에서 무릎을 가슴 쪽으로 당기면 등의 아래쪽이 펴지므로 무리하지 않고 척추를 돌릴 수 있다. 무릎을 가슴 높이까지 끌어당기고, 잠시 멈춰 좌골이 머리에서 멀리 펴지고, 엉덩이뼈에서 가슴뼈까지 펴지며, 가슴뼈에서부터 양손 손가락 끝까지 수평이 되도록 한다.

배를 비틀기

양쪽 다리가 바닥에 닿지 않도록 하고 숨을 내쉬면서 천천히 다리를 내려간다. 이때 엉덩이와 몸통을 일직선으로 해두면 척추에 충격이 가지 않는다. 양쪽 다리를 옆으로 움직일 때 배는 반대 방향으로 향한다. 무릎을 가슴 부근에 두고 다리를 엉덩이에서부터 돌리면 등과 허리가 쭉 펴진다.

배를 비트는 자세 분석

139쪽에서 소개한 배를 비트는 자세에서, 하반신을 좌우로 움직여 마사지 효과를 얻으려면 다음과 같은 세부 사항에 주의한다.

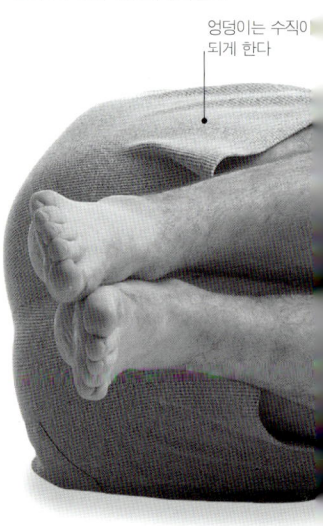

엉덩이는 수직이 되게 한다

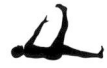

주의사항

- 자세를 취하는 동안 엉덩이는 수직이 되게 한다. 엉덩이의 윗부분과 몸통이 다리의 움직임을 따라 돌아가지 않게 한다.
- 무릎을 좌우로 흔들 때 가능한 한 어깨와 등을 바닥에 붙인다.

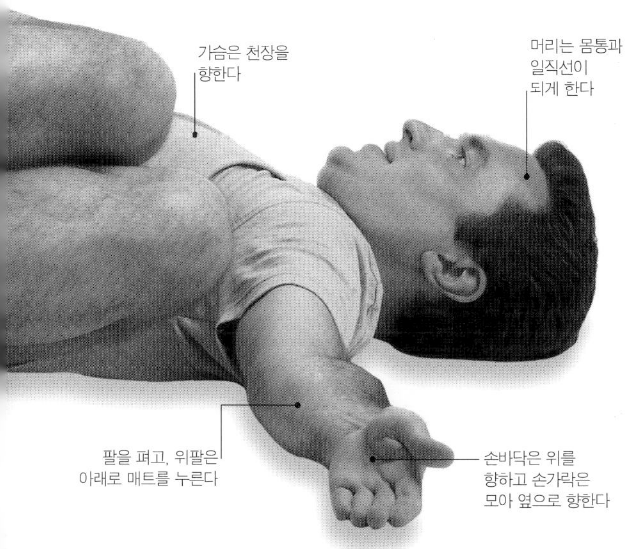

가슴은 천장을 향한다

머리는 몸통과 일직선이 되게 한다

팔을 펴고, 위팔은 아래로 매트를 누른다

손바닥은 위를 향하고 손가락은 모아 옆으로 향한다

배 자세

배(船) 자세 두 가지는 등과 배의 근육을 강하게 한다. 두 가지 모두 중간 단계의 난이도이며, **아르다 나바 아사나**라고 부르는 반 배 자세는, 노를 가진 배 자세인 **파리푸르나 나바 아사나**보다 복근의 힘이 더 필요하다. 이러한 자세는 허리에 활력을 주며, 간과 담낭, 비장, 장 등의 소화기에도 도움이 된다.

노를 가진 배 자세

1 지팡이 자세로 앉아 좌골을 아래로 누르고 등과 몸통을 들어 올린다. 숨을 내쉬고, 몸통을 뒤로 기울이고, 다리를 들어 올려 발을 머리보다 높게 한다.

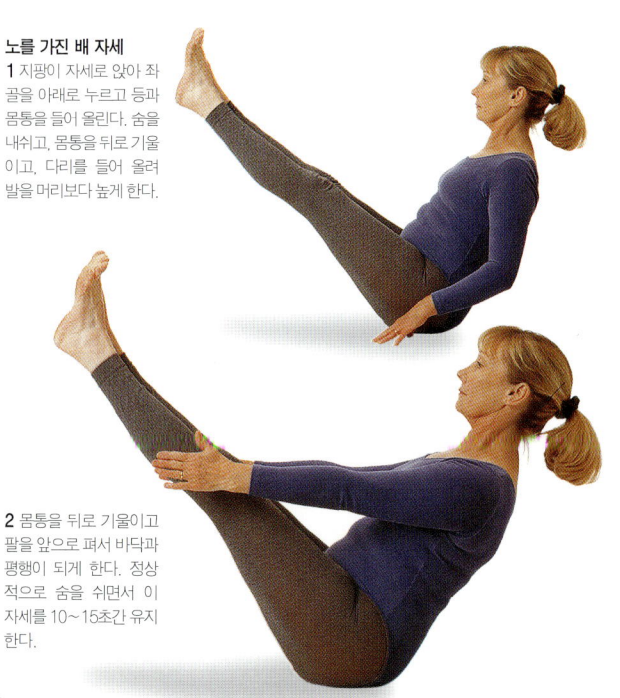

2 몸통을 뒤로 기울이고 팔을 앞으로 펴서 바닥과 평행이 되게 한다. 정상적으로 숨을 쉬면서 이 자세를 10~15초간 유지한다.

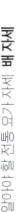

반 배 자세

1 지팡이 자세로 앉아 머리 뒤에서 양손을 모아 손가락 깍지를 끼고, 위팔이 평행하게 되도록 들어 올린다. 좌골을 바닥 쪽으로 누르고, 등을 들어 올리며 몸통을 일으킨다.

2 숨을 들이쉰 후 내쉬고, 몸통을 뒤로 기울이면서 두 다리를 들어 올려 발끝이 눈높이가 되게 한다. 이 자세를 10초간 유지하고 쉰다.

허리에 활력을 준다

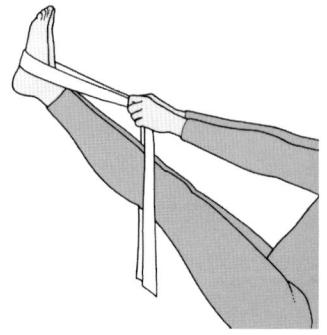

배자세 두 가지는 등을 낮추고 다리를 올려 엉덩이로 균형을 잡는다. 노를 가진 배 자세에서는 몸통과 두 다리가 매트와 60도가 되도록 올린다. 따라서 몸은 거의 완벽한 V자 형태가 된다. 그러나 반 배 자세에서는 등과 두 다리의 각도가 좀 더 벌어진 상태를 유지한다.

균형 유지하기

이 자세의 스트레칭에서 중요한 것은 균형을 유지하는 것이다. 즉, 척추와 몸통을 들어 올린 채로 좌골로 바닥 쪽을 누르고, 두 다리를 모아 발뒤꿈치 쪽으로 쭉 펴서 두 다리가 막대처럼 뻗게 한다. 몸을 펴면서 숨을 들이쉬고, 다리와 팔을 들어 올리면서 숨을 내쉰다. 자세가 끝날 때까지 정상적으로 호흡한다.

다리를 올릴 때 등을 좌골에서 흔들어 준다. 노를 가진 배 자세에서는 양손을 엉덩이 옆쪽 바닥에 놓아 두 다리가 올라갈 때까지 균형을 잡는다. 그리고 양팔을 앞으로 편다. 균형을 잡기 어려우면, 두 다리를 굽

노를 가진 배 자세
노를 가진 배 자세의 유지가 어려우면, 먼저 등과 배의 근육을 강하게 만들어야 한다. 한 가지 방법은 발에 벨트를 감고 양손으로 벨트를 잡아끌면서 등을 들어 올려 끝게 하는 것이다.

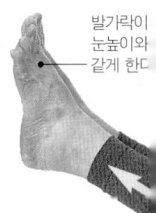

발가락이 눈높이와 같게 한다

혀 무릎 뒤를 양손으로 잡아 몸통을 충분히 펴면서 두 다리를 끌어당긴다. 또는 다리를 벽에 대어 안정시키거나, 의자에 올려놓거나 손으로 의자의 다리를 잡는다.

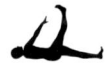

주의사항

- 자세를 유지하는 동안 숨을 멈추어서는 안 된다.
- 복근이 흔들리기 시작해도 통증이 없으면 무시한다. 이것은 근육을 사용하고 있다는 증거이다.
- 어깨를 내리고 계속 이완시킨다. 그러면 어깨뼈가 갈비뼈와 함께 평평하게 된다. 목이나 어깨가 긴장하면 잠시 쉬고 나중에 다시 자세를 잡는다.

반 배 자세 분석

반 배 자세로 균형을 유지하려면 연습이 필요하다. 자세를 유지하기 위해 다음과 같은 세부 사항에 주의한다.

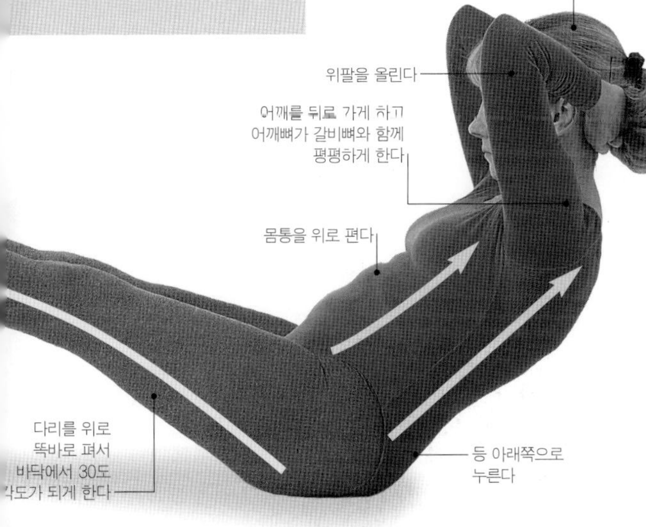

- 머리와 목을 바로 하고 정면을 본다
- 위팔을 올린다
- 어깨를 뒤로 가게 하고 어깨뼈가 갈비뼈와 함께 평평하게 한다
- 몸통을 위로 편다
- 다리를 위로 똑바로 펴서 바닥에서 30도 각도가 되게 한다
- 등 아래쪽으로 누른다

누워서 다리를 펴는 자세 숩타 파당구스타 아

사나라고 부르는 이 자세는 누워서 다리를 펴주고 엉덩이를 움직인다. 여기에 두 가지 동작을 소개한다. 이 자세는 하반신의 혈액순환을 좋게 하므로 추울 때 다리나 발을 따뜻하게 하기에 좋은 운동이다. 또한 허리 관절의 유연성도 향상시킨다.

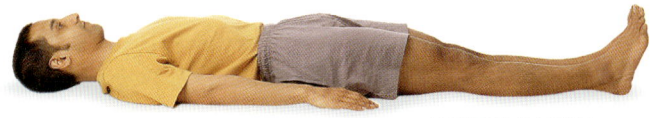

숩타 파당구스타 아사나 1
1 누워서 하는 산 자세에서 무릎을 굽혀 가슴 위로 올렸다가 다리가 바로 펴질 때까지 발을 바닥에 미끄러지게 한다.

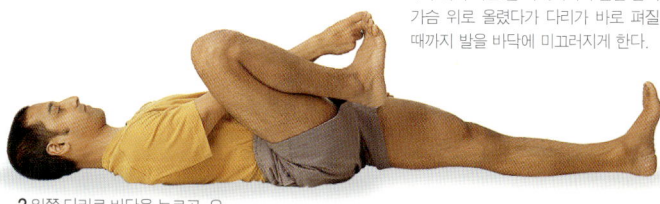

2 왼쪽 다리로 바닥을 누르고, 오른쪽 무릎을 굽히며 오른손으로 오른쪽 엄지발가락을 잡아 다리를 들어 올린다.

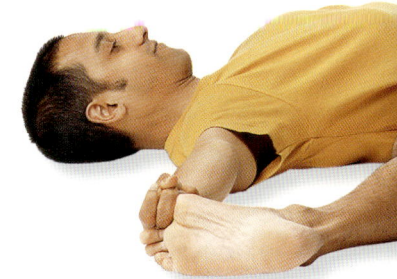

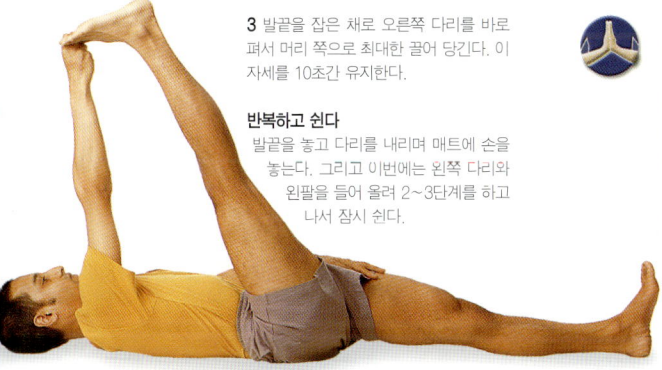

3 발끝을 잡은 채로 오른쪽 다리를 바로 펴서 머리 쪽으로 최대한 끌어 당긴다. 이 자세를 10초간 유지한다.

반복하고 쉰다

발끝을 놓고 다리를 내리며 매트에 손을 놓는다. 그리고 이번에는 왼쪽 다리와 왼팔을 들어 올려 2~3단계를 하고 나서 잠시 쉰다.

숩타 파당구스타 아사나 2

4 숩타 파당구스타 아사나 1의 1~3단계를 반복하여, 왼손을 왼쪽 허벅지에 두고 아래로 강하게 누른다. 오른쪽 다리를 엉덩이에서 밖으로 돌리고, 오른쪽 다리와 오른팔로 바닥 쪽을 같이 누른다. 이 자세를 10초간 유지한다.

반복하고 끝낸다

누워서 하는 산 자세로 쉬다가 4단계를 반복한다. 이번에는 왼쪽 손가락으로 왼발의 엄지를 잡아, 다리와 팔을 왼쪽으로 내려간다.

발가락 잡기

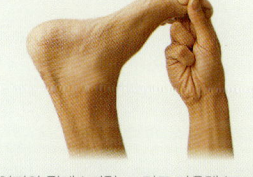

엄지와 집게손가락, 그리고 가운뎃손가락으로 엄지발가락을 잡는다.

허리 관절의 유연성을 높인다

다리를 펴는 자세 연습을 계속하면 엉덩이와 다리의 움직임이 더 원활해진다. 처음 자세에서 양쪽 무릎, 발목, 엄지발가락이 서로 닿아 있어야 한다. 한쪽 다리를 들어 올릴 때 다른 한쪽 다리의 위치가 고정되어야 한다. 다리로 매트를 누르고 자세가 끝날 때까지 발끝은 위를 향해 편 채로 둔다.

3단계에서, 오른쪽 다리를 충분히 펴고, 엉덩이에서 발뒤꿈치 쪽으로 펴는 기분으로 서서히 머리 쪽으로 끌어간다. 다리를 바닥에 놓을 때 발과 다리가 직각이 되도록 한다. 발끝을 잡거나 벨트로 당길 때 발끝이 아래로 향하거나 위로 향하지 않게 한다.

두 번째 동삭

연속된 두 번째 동작인 숩타 파당구스타아사나 2(147쪽)의 자세를 잡으려면 들어 올린 다리를 오른쪽 바닥 쪽으로 내리기 전에 고관절에서 조금 밖으로 돌려주고 왼쪽 엉덩이를 충분히 아래로 눌러주어야 한다. 다리를 바로 펴서, 그 다리를 내릴 때 머리 쪽으로 움직인다. 이렇게 하면 멈추었을 때 팔과 어깨가 일직선이 된다. 처음에는 내릴 수 있을 만큼만 내린다. 필요하면 몸통 근처에 책이나 발포 블록을 두고 그 위에 올린다.

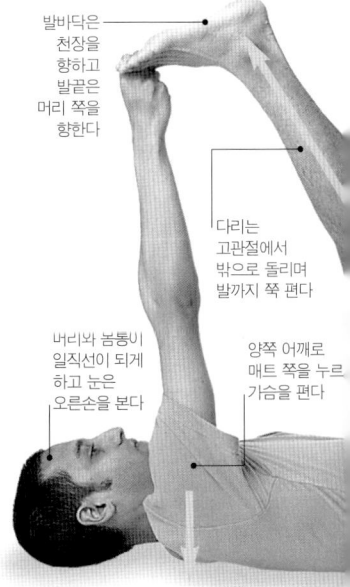

발바닥은 천장을 향하고 발끝은 머리 쪽을 향한다

다리는 고관절에서 밖으로 돌리며 발까지 쭉 편다

머리와 몸통이 일직선이 되게 하고 눈은 오른손을 본다

양쪽 어깨로 매트 쪽을 누르며 가슴을 편다

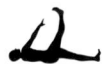

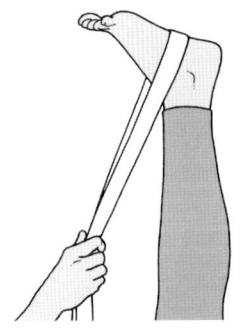

주의할 점

- 1단계에서 다리를 바로 펴기 전에 다리를 바닥으로 내린다. 공중에서 다리를 바로 펴면 그 중량으로 골반이 올라가 등 아랫부분과 바닥 사이에 틈이 생긴다. 이것은 허리를 다치는 원인이 된다.
- 다리가 돌아가지 않도록 한다. 1~2단계에서, 무릎과 경골, 그리고 발끝이 위를 향하게 하고, 3단계에서는 들어 올린 다리와 발이 머리 쪽으로 향하게 한다.
- 어떤 자세에서나 벨트를 사용하는 경우에는 다리를 충분히 펴고 발로 누르는 동안 손으로 벨트를 잡는다.

자세 만들기
엄지발가락을 잡고 다리를 바로 펼 수 없으면, 숩타 파당구스타 아사나 1의 1단계에서 발에 벨트를 감고 손을 뻗어 가능한 한 발에 가까운 위치의 벨트를 잡는다.

숩타 파당구스타 아사나 1 분석
다음 그림과 같은 세부 사항에 주의하여 147쪽의 숩타 파당구스타 아사나 1의 3단계를 완성한다.

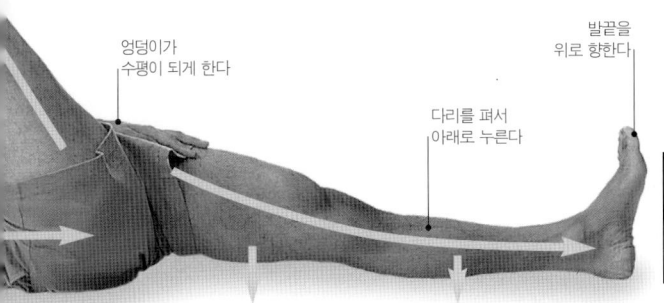

엉덩이가 수평이 되게 한다

다리를 펴서 아래로 누른다

발끝을 위로 향한다

누워서 하는 영웅 자세

숩타 비라 아사나는 106쪽 에서 소개한 영웅 자세와 비슷하지만, 여기서는 바닥에 누워 양팔을 머리 위로 뻗는다. 이 자세는 허벅지에서부터 목까지 몸 앞쪽 모두를 쭉 펴주므로, 하루 종일 서 있는 사람의 다리 통증을 확실히 좋아지게 한다.

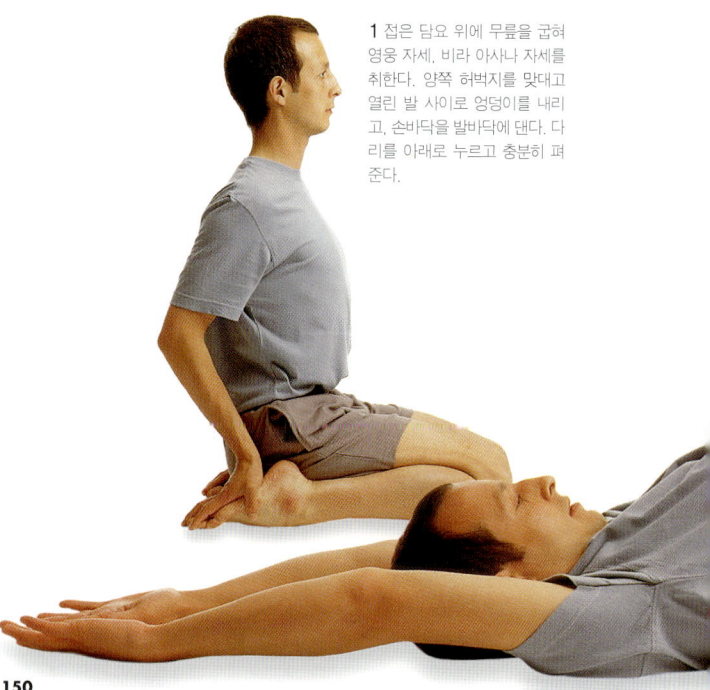

1 접은 담요 위에 무릎을 굽혀 영웅 자세, 비라 아사나 자세를 취한다. 양쪽 허벅지를 맞대고 열린 발 사이로 엉덩이를 내리고, 손바닥을 발바닥에 댄다. 다리를 아래로 누르고 충분히 펴 준다.

2 숨을 내쉬고 몸통이 팔꿈치에 닿을 때까지 엉덩이에서 뒤로 굽히며, 손은 발바닥을 잡는다. 몸통을 머리 쪽으로 펴고, 좌골을 다리 쪽으로 펴주면서 바닥에서 들어 올리고, 등을 바로 한다. 그리고 몸통을 내린다.

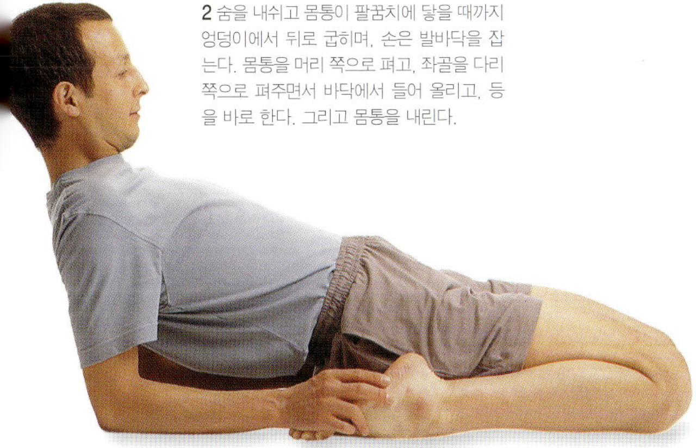

3 머리가 매트에 놓일 때까지 등을 내린다. 손을 풀고 양팔을 위로 펴서 뻗는다. 손을 머리 뒤 바닥에 두는데, 손바닥을 위로 향한다. 이 자세를 20초나 그 이상 유지한다.

끝내고 쉰다

양팔을 머리 위로 들어 올리고, 발에 손을 놓고 2단계처럼 팔꿈치까지 몸통을 올린다. 영웅 자세로 앉아 쉰다.

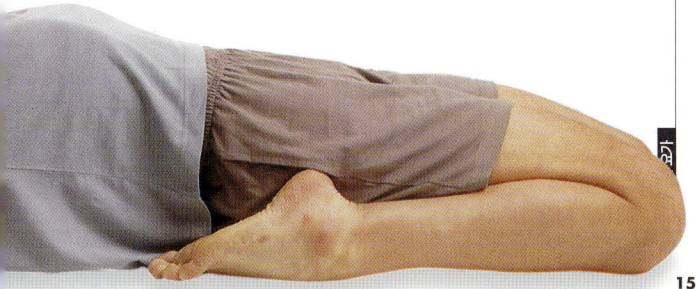

다리 통증을 해소한다

몸을 쭉 펴주면 기운이 나게 하는 효과가 있다. 우리는 지쳤다고 느낄 때 상반신을 펴고 위로 스트레칭을 하는 경향이 있는데, 이 자세는 다리에 통증이 있을 때 효과가 있다. 이것은 허벅지, 무릎, 발목, 발 등의 하반신과 배와 몸통을 펴주어 근육을 쉬게 하고 체내 혈액순환을 좋게 한다.

팔꿈치 쪽으로 등을 내리기 전에 골반에서부터 머리끝까지 척추를 쭉 펴주고, 좌골로 아래를 누르며 엉덩이 위치를 수평으로 한다. 2단계에서 엉덩이가 바닥에 제대로 닿고 좌골이 무릎 쪽으로 펴지면 누웠을 때 긴장되지 않으며, 계속 펴서 누울 때 엉덩이가 쪽으로 끌려가지 않는다. 양쪽 허벅지는 붙이며, 팔을 머리 위로 뻗을 때는 양손을 30센티미터 정도 벌린다. 배를 이완시키고, 내밀거나 들어올리지 않는다.

보조 도구 사용하기

1단계의 영웅 자세(비라 아사나)에서 무릎을 굽혔을 때 엉덩이가 매트에 닿지 않으면 한두 번 접은 담요를 뒤에 댄다. 그러면 위를 보고 누웠을 때 상반신이 거기에 닿

누워서 하는 영웅 자세 분석
다음과 같은 세부 사항을 고려하여 151쪽의 영웅 자세 3단계를 연습한다.

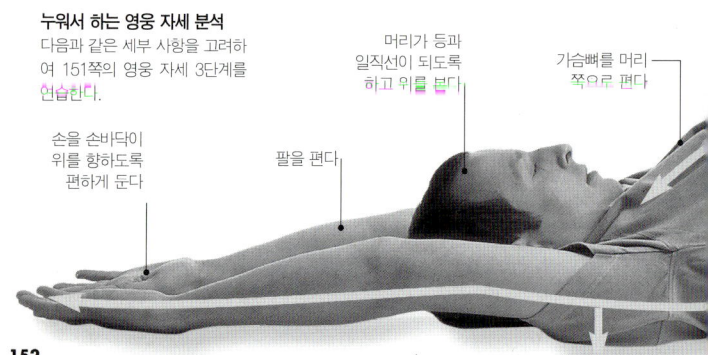

손을 손바닥이 위를 향하도록 편하게 둔다

팔을 편다

머리가 등과 일직선이 되도록 하고 위를 본다

가슴뼈를 머리 쪽으로 편다

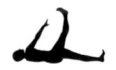

게 된다. 무릎이 잘 구부러지지 않으면 담요 위에서 굽힌다. 또한 바닥으로 등을 내릴 수 없으면 허리에서부터 머리까지 받쳐주도록 쿠션이나 발포 블록을 놓고 등을 내리는 연습을 한다.

주의사항

- 가랑이에서부터 손가락 끝까지 위로 향해 펴주고, 좌골에서부터 무릎까지는 아래를 향해 누른다.
- 허벅지가 위를 향하게 하고 안쪽으로 돌아가지 않게 한다.

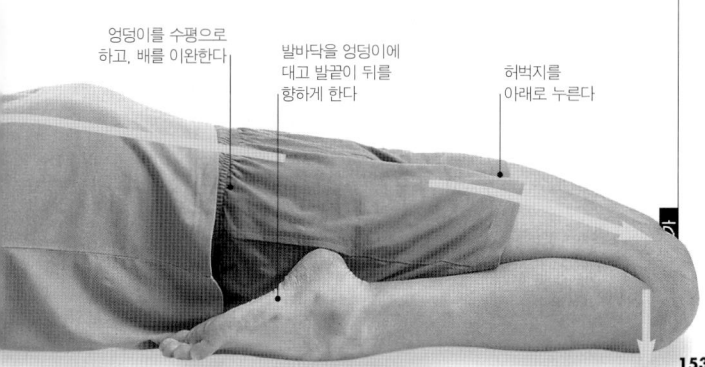

엉덩이를 수평으로 하고, 배를 이완한다

발바닥을 엉덩이에 대고 발끝이 뒤를 향하게 한다

허벅지를 아래로 누른다

사지 지팡이 자세

사지 지팡이 자세인 **차투랑가 단다 아사나**는 힘을 길러주는 자세이다. 팔굽혀펴기와 비슷한데, 팔굽혀펴기와 달리 한 번 힘을 주고 그 상태를 유지한다. 한편 '불멸의 자세'라고 하는 **아난타 아사나**는 눕는 자세이다. 이 자세는 허리의 긴장을 없애고 골반 부근의 상태를 좋게 한다.

불멸의 자세

1 매트에 왼쪽으로 누워 발쪽으로 다리를 쭉 편다. 오른팔은 몸 옆에 올려놓고 손바닥은 허벅지에 놓는다.

2 머리와 일직선이 되도록 바닥에서 왼팔을 움직이고 팔꿈치를 굽혀 머리를 받친다. 오른쪽 다리와 팔을 들어 올리고, 무릎을 굽혀 엄지발가락을 잡는다.

3 다리를 바로 펴고 몸통과 일직선상에 있도록 뒤로 움직인다. 이 자세를 20초간 유지한다.

반복하고 끝낸다

발끝을 놓고 팔을 바닥으로 내리고 무릎을 굽히고 다리를 내린다. 누워서 하는 산 자세로 잠시 쉰다. 이번에는 오른쪽으로 누워 왼쪽 다리를 들어 올려 1~3단계를 반복한다.

사지 지팡이 자세

1 양발을 30센티미터 정도 벌리고 엎드린다. 발뒤꿈치를 올리고 팔꿈치를 굽히며 손바닥을 아래로 하여 가슴 옆쪽 바닥에 놓는다. 손가락을 펼치고 팔꿈치를 안쪽으로 움직이며 발쪽으로 편다.

2 머리를 들고 앞을 보며 숨을 들이쉬고 다리는 발뒤꿈치 쪽으로, 가슴뼈는 머리 쪽으로 편다. 발끝과 손을 아래로 누르며 숨을 내쉬고 나서 허벅지가 발뒤꿈치와 일직선이 되도록 몸통을 들어 올린다. 이 자세를 10초간 유지한다. 숨을 내쉬고 몸통을 바닥에 내리고 몸을 돌려 무릎을 굽히고 눕는다.

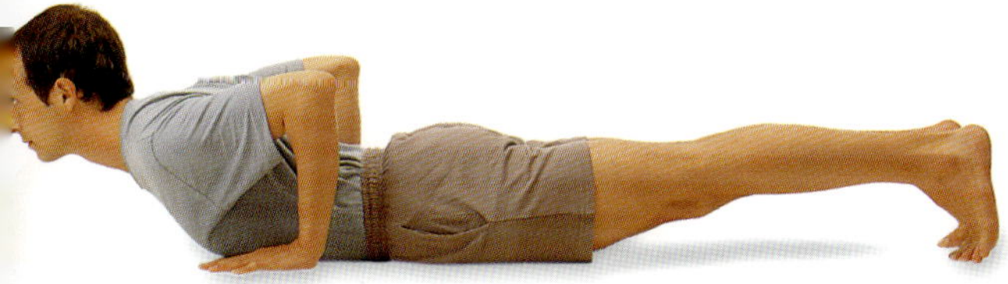

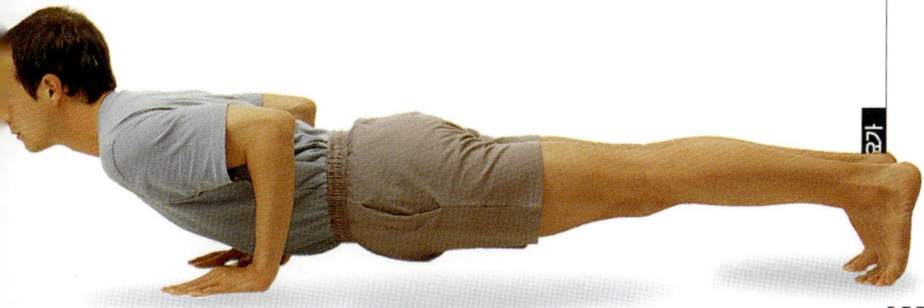

골반을 건강하게 만든다

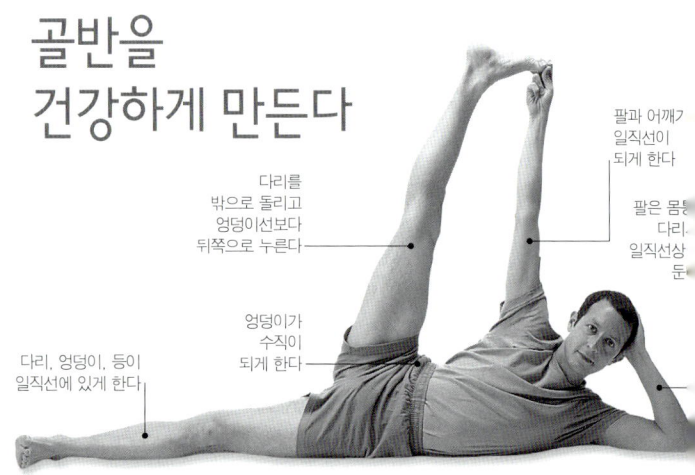

팔과 어깨가 일직선이 되게 한다

다리를 밖으로 돌리고 엉덩이선보다 뒤쪽으로 누른다

팔은 몸통, 다리와 일직선상에 둔다

엉덩이가 수직이 되게 한다

다리, 엉덩이, 등이 일직선에 있게 한다

불멸의 자세 분석
위 그림은 154쪽의 불멸 자세의
3단계에 대한 분석이다. 거울에 모습을
비추어 세부 사항을 확인한다.

불멸의 자세는 산스크리트어로 아난타 아사나라고 하는데, 힌두교의 신 비시누가 누워 있는 긴 의자를 감고 있는 뱀의 이름이다. 이 자세는 기본적으로 휴식을 주는 자세이다. 이 자세를 익숙하게 하려면 몸의 위치에 주의를 기울여야 한다. 따라서 시작하기 전에 발목, 다리, 몸통, 어깨가 일직선상에 있는지 확인한다. 좌골은 발쪽으로 쭉 펴주고, 엉덩이뼈는 머리 쪽으로 들어 올리며, 꼬리뼈는 안으로 밀어 넣는다. 들어 올린 다리는 엉덩이선보다 뒤쪽으로 누른다. 발끝을 잡을 때 다리를 곧게 펼 수 없다고 해도 앞으로 당기면 안 된다. 그 대신 발에 벨트를 감고 손으로 벨트의 양끝을 잡아 다리를 허리에서 수직으로 들어 올린다. 마지막으로, 몸통의 위쪽을 앞으로 쏠리게 해서는 안 된다. 어깨와 몸통을 수직으로 정렬한다.

팔굽혀펴기

사지 지팡이 자세는 허리, 어깨, 팔, 배의 근육을 강하게 한다. 다리를 지팡이나 막대처럼 경직시켜야 한다. 따라서 몸을 들어 올리기 전에 허벅지 측면 근육을 긴장시키고, 꼬리뼈를 안으로 밀어 넣고, 엉덩이에서 가슴뼈까지 쭉 펴준다. 손과 발을 바닥 쪽으로 누르면 몸통과 다리를 들어 올릴 수 있다. 이것이 어려우면 발바닥을 벽에 대고 엎드려 발을 누른다. 불멸의 자세에서 균형을 잡기 어려운 경우에도 이 방법을 사용한다.

사지 지팡이 자세 분석

155쪽 사지 지팡이 자세의 2단계에서 몸을 바닥에서 들어 올리기 어려우면 다음 세부 사항을 하나씩 확인해 본다. 손을 발포 블록이나 두꺼운 책에 놓으면 몸을 들어 올리기 쉬워진다.

- 머리를 들고, 목을 이완시키고, 앞을 본다
- 위팔은 발 쪽으로 늘여 편다
- 아래팔은 바닥과 직각이 되게 하며 가슴에 가까이한다
- 허리는 다리와 일직선이 되게 한다
- 다리를 지팡이처럼 곧게 하고 위로 올린다
- 손가락을 편다
- 발뒤꿈치 아래로 발가락을 구부린다

다리를 포개고 비트는 자세

여기서는 다리를 포개고 앉는 자세인 **수카 아사나**에서 자세를 비튼다. 바로 앉아 등을 위쪽으로 펴주고 오른쪽과 왼쪽으로 몸을 돌린다. 이 자세는 척추를 유연하게 할 뿐 아니라 기분을 좋게 한다. 먼저 9쪽의 주의사항을 잘 읽고, 자세를 연습해 본다.

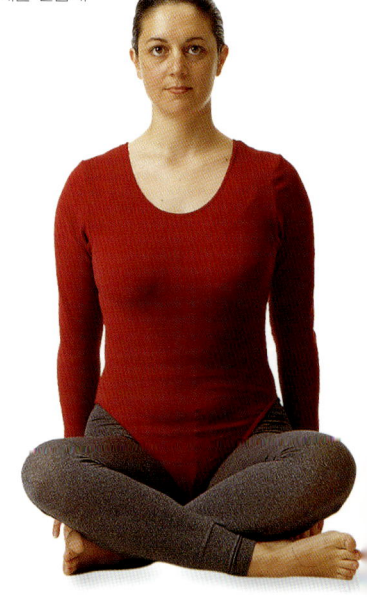

다리 포개기

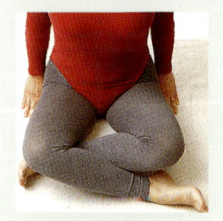

너무 힘들게 다리를 포개지 않는다. 척추의 위치가 자연스럽지 않으면 제대로 펼 수 없다. 종아리와 가랑이 사이의 공간은 여유가 있어야 한다.

1 짓팡이 자세로 앉아 38쪽의 설명처럼 오른쪽 다리와 왼쪽 다리를 포개 놓는다. 양손은 엉덩이 옆 매트에 놓고 척추를 위로 쭉 편다.

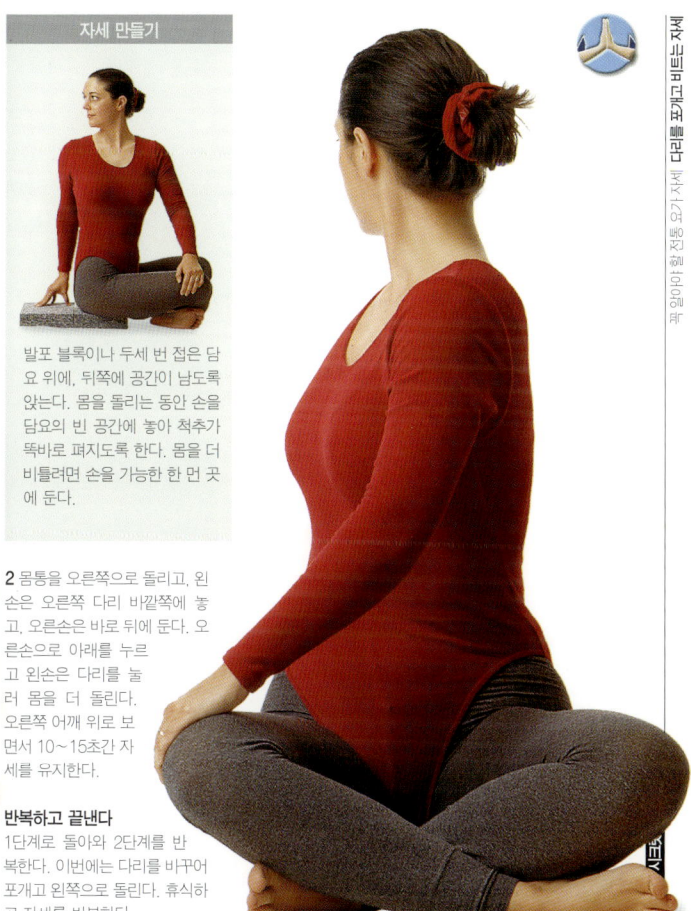

자세 만들기

발포 블록이나 두세 번 접은 담요 위에, 뒤쪽에 공간이 남도록 앉는다. 몸을 돌리는 동안 손을 담요의 빈 공간에 놓아 척추가 똑바로 펴지도록 한다. 몸을 더 비틀려면 손을 가능한 한 먼 곳에 둔다.

2 몸통을 오른쪽으로 돌리고, 왼손은 오른쪽 다리 바깥쪽에 놓고, 오른손는 바로 뒤에 둔다. 오른손으로 아래를 누르고 왼손은 다리를 눌러 몸을 더 돌린다. 오른쪽 어깨 위로 보면서 10~15초간 자세를 유지한다.

반복하고 끝낸다

1단계로 돌아와 2단계를 반복한다. 이번에는 다리를 바꾸어 포개고 왼쪽으로 돌린다. 휴식하고 자세를 반복한다.

척추의 유연성을 높인다

대부분의 등 손상은 뒤에 있는 것에 손을 대려고 갑자기 뒤돌아볼 때 일어난다. 척추를 회전시키는 근육이 잘 단련되어 있으면 갑자기 되돌아보아도 무리가 없지만, 운동 부족으로 근육이 경직되어 있으면 익숙하지 않은 동작이 근육을 긴장시킨다. 여기서부터 몇 페이지는 몸을 비트는 동작에 집중하여, 척추를 회전시키는 많은 근육을 서서히 단련해 간다. 74쪽의 의자를 이용한 서서 비틀기 자세에서도 비트는 동작을 소개했는데, 이 장에서 소개하는 비트는 동작 세 가지는 앉아서 하는 것이다.

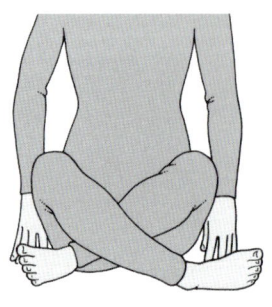

무릎 위치 결정

다리를 포갤 때 무릎을 바닥에 가깝게 한다. 무릎을 낮추기 어려우면 정강이에서 포개고, 아래로 누르기 전에 두 다리 쪽으로 움직인다.

비트는 자세의 핵심

비트는 동작이 효과적이기 위해서는 몸을 회전시킬 때 등이 똑바로 되어 있어야 한다. 발포 블록이나 두세 번 접은 담요에 앉으면 등을 펴기 쉬워진다. 앉을 때 엉덩이의 큰 근육을 밀어 바깥쪽으로 향하게 한다. 그리고 몸통은 앞으로 향하고, 양쪽 다리로 아래를 누르고 척추를 위로 충분히 편다. 몸을 비트는 데는 손을 사용한다. 손을 몸 뒤에서 아래로 누르면 몸이 곧게 펴지며, 다른 손으로 무릎을 누르면 몸을 더 비틀 수 있다. 척추를 굽히지 말고 몸을 앞으로 돌릴 때도 위로 편다.

주의사항

- 어깨를 뒤쪽 아래로 누르면서 가슴 위를 들어 올려 편다.
- 몸을 돌릴 때 어깨를 수평으로 한다. 그러면 한쪽 가슴이 다른 쪽보다 올라가지 않는다.

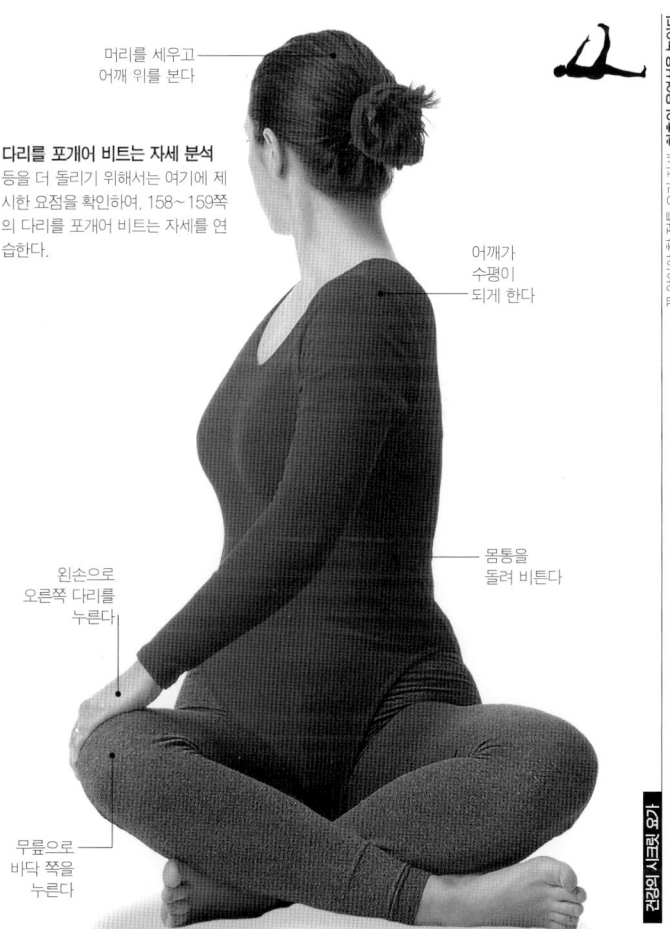

다리를 포개어 비트는 자세 분석

등을 더 돌리기 위해서는 여기에 제시한 요점을 확인하여, 158~159쪽의 다리를 포개어 비트는 자세를 연습한다.

- 머리를 세우고 어깨 위를 본다
- 어깨가 수평이 되게 한다
- 몸통을 돌려 비튼다
- 왼손으로 오른쪽 다리를 누른다
- 무릎으로 바닥 쪽을 누른다

인어 자세 1

이 자세에서 한쪽으로 굽힌 다리가 인어 꼬리처럼 보여서 인어 자세라 부른다. 그러나 산스크리트어에서 이 자세를 뜻하는 바라드바자 아사나는 '마하바라타'라는 힌두교 대서사시에 나오는 신화적 인물, 바라드바자라는 전사의 이름에서 온 것이다. 이 **바라드바자 아사나 1**은 특히 중앙과 척추 상부를 움직여 척추를 회전시키므로 등의 경직을 풀어 유연하게 만든다.

1 지팡이 자세로 앉아 양쪽 무릎을 굽혀 왼쪽의 엉덩이 옆에 발을 대고 척추를 들어 올린다. 양손을 엉덩이 옆 바닥에 대고 척추를 위로 편다.

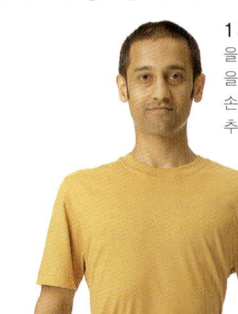

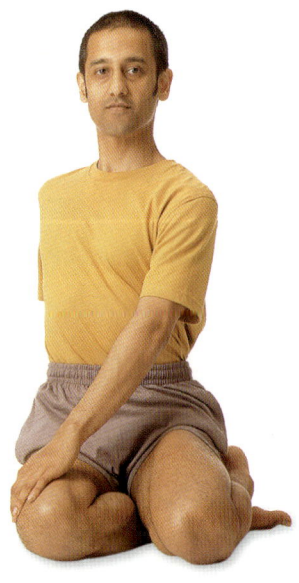

2 숨을 내쉬고 엉덩이에서 몸통을 오른쪽으로 돌린다. 왼손을 오른쪽 허벅지에 대고 서서히 누르며 몸을 오른쪽으로 돌린다. 뒤에 있는 오른손을 아래로 누르며 등을 올리고 더 돌린다.

3 숨을 내쉬고, 뒤에 있는 오른팔을 돌려 왼쪽 위팔을 잡는다. 이때 왼쪽 손등은 오른쪽 허벅지의 바깥쪽 무릎 가까운 곳에 둔다. 머리를 돌려 왼쪽 어깨 너머를 보면서 비튼 상태를 10~15초간 유지한다. 정상적으로 숨을 쉰다.

반복하고 끝낸다
얼굴을 앞으로 하고 다리를 펴서 지팡이 자세로 돌아온다. 다음에는 오른쪽 엉덩이에 다리를 대고 왼쪽으로 돌려 1~3단계를 반복한다.

발 포개기

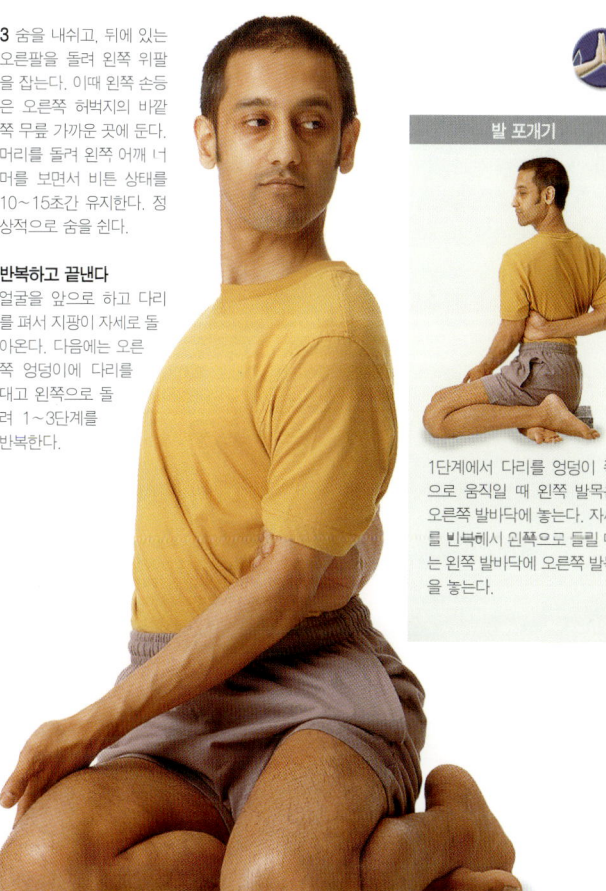

1단계에서 다리를 엉덩이 쪽으로 움직일 때 왼쪽 발목은 오른쪽 발바닥에 놓는다. 자세를 반복해서 왼쪽으로 틀릴 때는 왼쪽 발바닥에 오른쪽 발목을 놓는다.

등 근육을 풀어준다

비틀기의 효과를 보기 위해서는 요가의 다른 움직임에서처럼 천천히 정확하게 움직여야 한다. 척추가 편안한 한도 내에서 가능한 한 많이 돌리는 것이며 억지로 돌리지는 않는다고 생각해야 한다. 회전은 주로 등 위쪽 부분인 흉추(26~27쪽 참조)에서 일어난다. 여기에는 열두 개의 흉추 사이 관절과 그것을 묶고 있는 인대, 그리고 늘인다거나 운동하는 데 따라 움직이는 근육이 있다. 이 비틀기 자세를 정기적으로 부드럽게 연습하면 시간이 지나면서 척추를 조금 더 비틀 수 있게 된다.

자세 만들기
몸 뒤에 발포 블록이나 두세 번 접은 담요를 놓고 손을 아래로 누른다. 이렇게 하면 몸을 돌릴 때 지렛대의 원리에 의해 더 많이 돌릴 수 있다.

나사형 만들기

1단계서 처음부터 마지막까지 읽어 자세와 모든 동작은 등을 나사형으로 만들기에 도움이 된다. 지팡이 자세로 앉아 시작하고 엉덩이에서부터 몸통 전체를 위로 쭉 펴준다. 몸통을 펴주면 엉덩이에서 몸통을 돌리기 쉬워진다. 숨을 내쉬고 몸을 돌리기 시작하며, 좌골을 아래쪽으로 펴는 자세를 유지하고, 한 손을 아래로 굳게 누르면서 다른 손을 허벅지에 놓고 몸을 더 돌린다. 마지막으로, 등 뒤에 있는 한 손으로 반대편 팔을 잡고 머리 방향을 바꾸어 어깨 너머를 보면 자세를 더 완벽한 나사형으로 만들 수 있다.

몸통을 편 자세를 몇 초간 유지하면 몸통이 회전에 익숙해져서 다음에는 자세 만들기가 더 쉬워진다.

어깨 너머를 응시한다

주의사항

- 발을 움직일 때나 몸을 돌릴 때 엉덩이의 균형이 무너지지 않게 한다. 좌골을 누른 채로 엉덩이뼈를 수평으로 한다. 이것이 어려우면 골반 밑에 두 번 접은 담요나 발포 블록을 댄다.
- 어깨를 일직선으로 만들고 몸을 비틀 때 한쪽 어깨가 다른 쪽보다 올라가면 안 된다.

인어 자세1 분석

다음과 같은 세부 사항을 확인하여 163쪽의 인어 자세 1의 3단계 자세를 잡아본다.

가슴뼈를 위로 펴준다

머리와 목을 곧게 펴고, 이완시킨다

어깨뼈를 갈비뼈와 함께 평평하게 한다

손등을 허벅지에 대서 무릎 쪽에 가깝게 한다

엉덩이를 내린다

발목을 반대쪽 발바닥에 놓는다

무릎을 바닥에 대고 앞을 향하게 한다

현자 자세

여기서 소개하는 비트는 자세 두 가지와 74쪽에서 소개한, 의자를 이용해 비트는 자세는 힌두교 태양신의 할아버지인 현자 마리치에게 바친 아사나라고 한다. 여기에 소개하는 현자 자세 두 가지는 초보자에게도 적합하다. 등 근육의 탄력성을 높여줄 뿐 아니라 복근을 강하게 한다.

마리챠 아사나 1

1 발포 블록이나 접은 담요 위에 지팡이 자세로 앉아, 왼쪽 발뒤꿈치를 왼쪽 엉덩이 쪽으로 끌어들이면서 무릎을 굽힌다. 양손으로 정강이를 잡고 몸통을 허벅지에 댄다.

2 오른손으로 몸 뒤에서 아래를 누르며 엉덩이를 위로 펴준다. 왼팔을 굽히고 앞으로 펴며, 굽힌 무릎의 안쪽을 팔꿈치로 누른다. 오른쪽 다리와 오른손으로 아래를 누르며 몸통을 들어 올리고 오른쪽으로 비튼다.

3 왼쪽 무릎 부근에서 왼팔을 굽히고, 몸 뒤에서 오른손으로 왼쪽 손목을 잡고 오른쪽으로 비틀어 15초간 유지한다.

반복하고 끝낸다

지팡이 자세로 돌아와서 1~2단계 자세를 잡는다. 이번에는 오른쪽 다리를 굽히고, 오른쪽 팔꿈치로 오른쪽 무릎을 누르면서 왼쪽으로 돌린다.

마리챠 아사나 3

1 지팡이 자세로 앉아 오른쪽 무릎을 굽히고 발뒤꿈치를 엉덩이 쪽으로 당긴다. 굽힌 무릎을 손으로 잡고 몸통을 다리 쪽으로 당긴다. 왼쪽 다리를 아래로 누르며 엉덩이에서부터 척추를 앞과 위로 펴며 정강이를 당긴다.

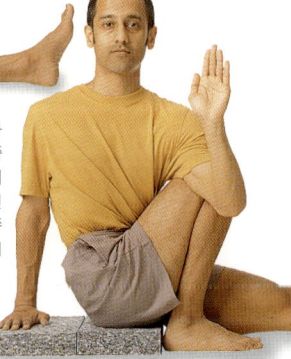

2 오른손으로 몸 뒤의 바닥을 누르며 몸을 위로 쭉 펴주며 몸통을 엉덩이에서 오른쪽으로 돌린다. 왼쪽 팔꿈치로 무릎 바깥쪽을 눌러 몸통이 오른쪽에 더 돌게 한다.

3 왼팔을 오른쪽 무릎 부근에서 굽히고, 몸 뒤에서 오른손으로 왼쪽 손목을 잡는다. 이 자세를 15초간 유지한다.

반복하고 끝낸다

지팡이 자세로 돌아와 1~3단계를 반복한다. 왼쪽 다리를 굽히고 오른쪽 팔꿈치로 왼쪽 무릎 바깥쪽을 누르며 왼쪽으로 비튼다.

복근과 등 근육을 강화한다

이러한 두 가지 자세는 팔꿈치를 강력한 지렛대로 이용하여 척추를 엉덩이에서 강하게 돌린다. 이렇게 하면 몸이 마음껏 늘어나 신장에 혈액 공급이 증가한다. 등을 돌리기 전에 몸통을 위쪽으로 강하게 늘여 펴서, 바닥에 대해 수직이 되도록 몸통을 앞으로 향하는 것이 중요하다. 이렇게 하려면 굽힌 다리의 무릎 아래쪽을 팔로 잡아당기며, 바로 세운 허벅지 쪽으로 몸통을 돌린다.

뻗은 다리로 바닥을 누르며 등을 곧추세우고 한 손으로 바닥이나 몸 뒤의 발포 플라스틱이나 두꺼운 책을 누른다.

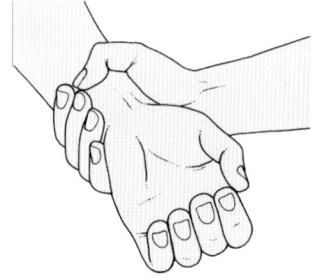

뒤에서 잡기
두 가지 자세에서 3단계는 몸 뒤에서 반대쪽 팔의 손목을 잡는다.

지렛대 작용의 이용

어떠한 비트는 자세이든 2단계에서는 몸통을 돌릴 때 굽힌 무릎에 팔꿈치를 대서 지렛대로 이용한다. 이것을 효과적으로 하려면 무릎은 바로 하고 몸통을 앞으로 끌어당겨 겨드랑이와 허벅지 사이에 틈을 두지 않는다. 팔꿈치를 무릎에 대기 전에 숨을 들이쉬고, 숨을 내쉬면서 몸통을 앞과 위로 펴며, 몸을 더 돌리기 위해서 무릎과 팔꿈치를 서로 누른다. 몸통 전체를 차례로 돌리며, 배와 허리, 가슴, 머리를 모두 비트는 방향으로 돌린다.

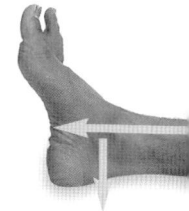

주의사항

- 몸통을 등 아래서부터 위로 펴준다. 등이 주저앉거나 엉덩이가 뒤로 빠져서는 안 된다.
- 양쪽 좌골을 바닥 쪽으로 누르며 엉덩이를 수평으로 유지한다.
- 몸통은 긴장되지 않을 정도로 둥글게 돌린다.

마리챠 아사나의 비틀기 자세 분석

이 그림은 167쪽의 마리챠 아사나 3의 3단계를 앞에서 본 상태이지만, 세부 사항은 두 가지 자세에 모두 관련된다. 몸 뒤에서 손을 잡기 어려우면 고관절과 등이 좀더 유연해질 때까지 2단계를 완벽하게 연습한다.

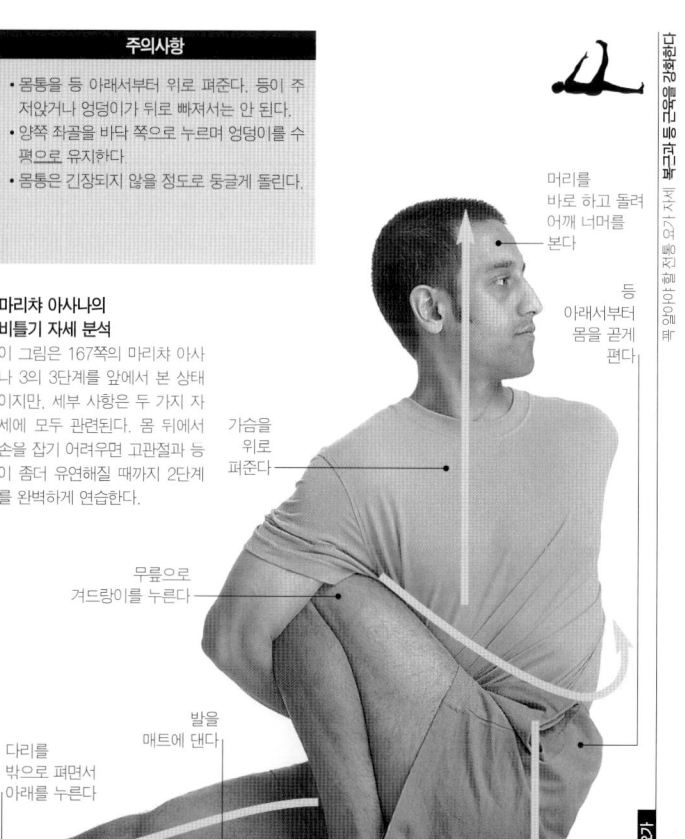

- 머리를 바로 하고 돌려 어깨 너머를 본다
- 등 아래서부터 몸을 곧게 편다
- 가슴을 위로 펴준다
- 무릎으로 겨드랑이를 누른다
- 발을 매트에 댄다
- 다리를 밖으로 펴면서 아래를 누른다

다리 자세

이 자세는 **사르반가 아사나 세투 반다**라고 부른다. 어깨와 다리로 등을 받쳐 다리 모양을 만든다. 이것은 어깨 세우기 자세를 하고 난 다음에 하면 좋은 운동으로, 등을 펴서 교정해 준다.

1 위를 보고 매트에 눕는다. 발을 엉덩이 넓이로 벌리고 팔은 몸 옆에 둔다. 무릎을 굽혀 발뒤꿈치를 가랑이 쪽으로 움직여주고 좌골을 발뒤꿈치 쪽으로 편다.

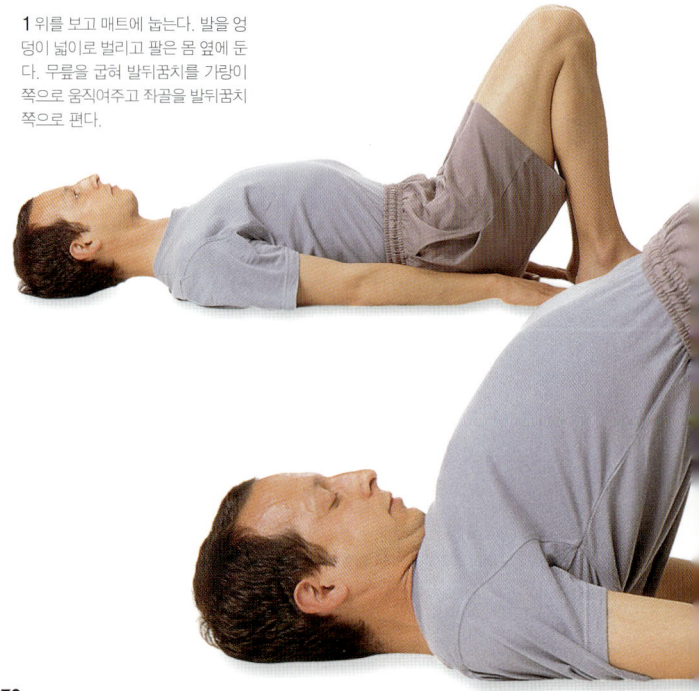

자세 만들기

등을 더 펴고 가슴을 열기 위해서는, 발가락 뿌리 부분에서 들어 올려 엉덩이를 높인다. 들어 올린 채로 발뒤꿈치를 바닥에 내린다.

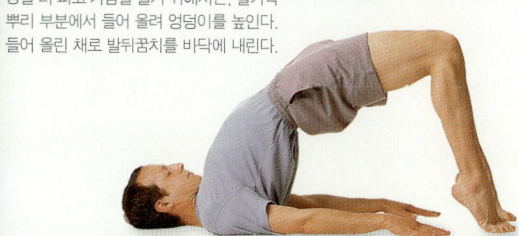

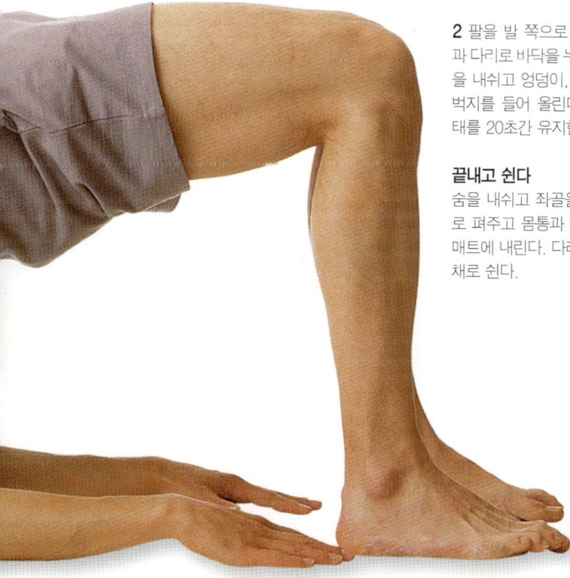

2 팔을 발 쪽으로 펴고, 팔과 다리로 바닥을 누른다. 숨을 내쉬고 엉덩이, 가슴, 허벅지를 들어 올린다. 이 상태를 20초간 유지한다.

끝내고 쉰다

숨을 내쉬고 좌골을 발쪽으로 펴주고 몸통과 엉덩이를 매트에 내린다. 다리를 굽힌 채로 쉰다.

등을 펴서 교정해 준다

등을 원활히 움직이려면 앞이나 옆으로뿐 아니라 뒤로도 굽힐 필요가 있다. 이제 눕거나 무릎을 굽혀서 하는 뒤로 굽히기를 설명할 것이다.
다리 자세에서는 먼저 바닥에서 등을 들어 올린다. 누워서 하는 산 자세로 시작하여 등을 들어 올리기 전에 다리를 굽히고 좌골을 다리 쪽으로 편다.

다리 만들기

몸을 들어 올리기 위해서는, 양팔로 강하게 바닥을 누르고 엉덩이와 허벅지의 큰 근육, 그리고 척추를 움직이는 근육을 사용하여 엉덩이를 들어 올린다. 들어 올리면서 발로 매트를 강하게 누르고 허벅지 뒤에서부터 위로 쭉 펴준다. 매트 위에서 등을 높은 아치형으로 만들기 위해서 발뒤꿈치를 들어 올리며, 엉덩이를 더 높게 올려 상태가 유지되면 발뒤꿈치를 내린다.
처음에는 등이 많이 올라가지 않거나 몇 초밖에 들어 올릴 수 없을 것이다. 그러나 정기적으로 연습하여 몸을 들어올리는 근

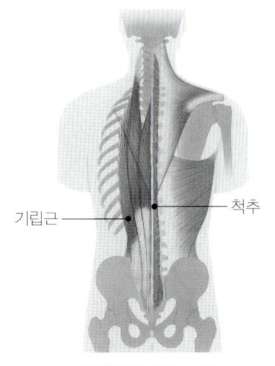

척추를 움직이는 근육
많은 작은 근육이 두세 개의 척추골에 결합되어 척추를 전후좌우로 굽히거나 돌리는 작용을 한다. 이 근육들은 척추를 바로 서게 하므로 기립근이라고 부른다.

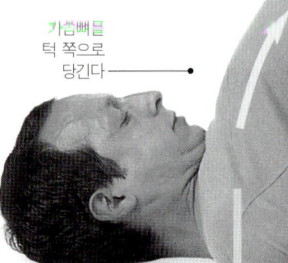

가슴뼈를 턱 쪽으로 당긴다

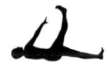

육이 강해지면 등은 더 유연해진다. 그러면 186~187쪽에서 소개하는 어깨로 서는 자세 같은 고난도 자세에도 도전할 수 있게 된다.

주의사항

- 좀더 높이 몸을 들어 올리기 위해서 가슴뼈를 머리 쪽으로 펴주며, 어깨뼈를 갈비뼈로 누르며 어깨를 넓혀준다.
- 가슴, 허리, 꼬리뼈, 허벅지는 자세를 취하는 동안 계속 올려준다.
- 목과 턱은 이완시킨다.

다리 자세 분석

171쪽의 다리 자세에서 최대한으로 몸을 들어 올릴 수 있도톡 나붐쨔 같은 세부 사항을 확인한다.

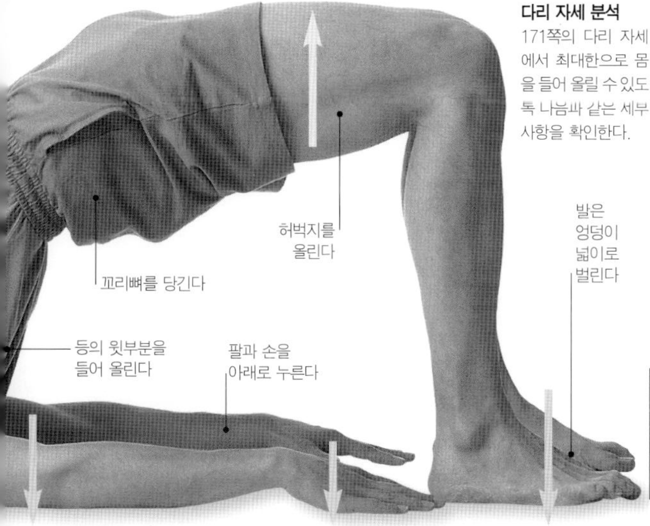

- 허벅지를 올린다
- 꼬리뼈를 당긴다
- 발은 엉덩이 넓이로 벌린다
- 등의 윗부분을 들어 올린다
- 팔과 손을 아래로 누른다

메뚜기 자세

이 자세는 앉아 있는 메뚜기 모양 같기 때문에 이런 이름이 붙었다. **살라바 아사나**라고 부르는 이 자세는 추간판이 좁아지고 있는 척추 주우 근육을 강하게 하고 허리의 통증을 확실히 해소시키는 데 적당한 운동이라고 알려져 있다 또한 배나 엉덩이, 허벅지의 큰 근육을 단련하는 데 있어 윗몸일으키기보다 효과적이다.

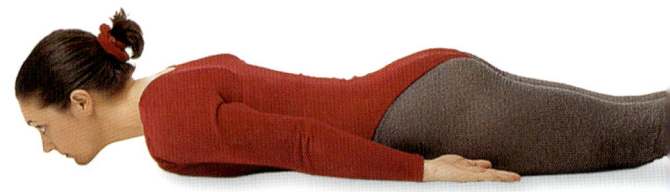

1 턱을 매트에 대고 엎드린다. 눈으로 바닥을 보고, 팔은 몸 옆에 대고 다리를 모아 뒤로 편다. 손바닥은 위로 향한다.

2 골반으로 바닥을 누르고, 숨을 들이쉬고 나서, 팔과 손을 발뒤꿈치 쪽으로 펴면서 머리와 상반신, 양쪽 다리를 가능한 한 바닥에서 높이 든다. 팔과 다리를 어깨 높이까지 뒤로 편다.

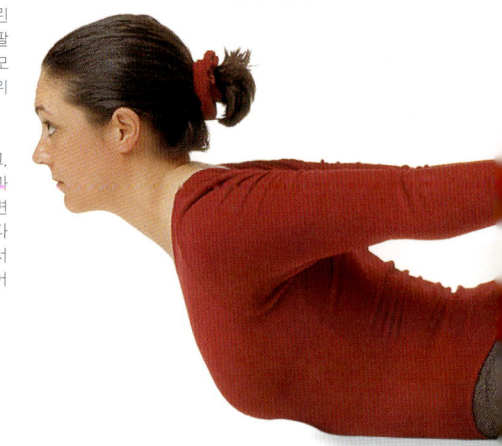

다리와 발

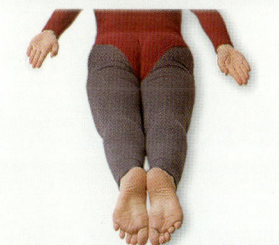

다리와 발을 모으고 정강이가 똑바로 뒤를 향하게 하며, 다리를 바깥쪽으로 돌리면 안 된다. 다리와 발이 머리에서 멀어지도록 펴준다. 처음에 다리를 뒤로 펴서 근육에 경련이 있으면 동작을 멈추고 자세를 바로 하고 있다가 안정되면 다시 해본다. 평소에 사용하지 않던 근육을 펴면 경련이 생길 수 있으나 연습을 계속하면 근육 경련은 일어나지 않게 된다.

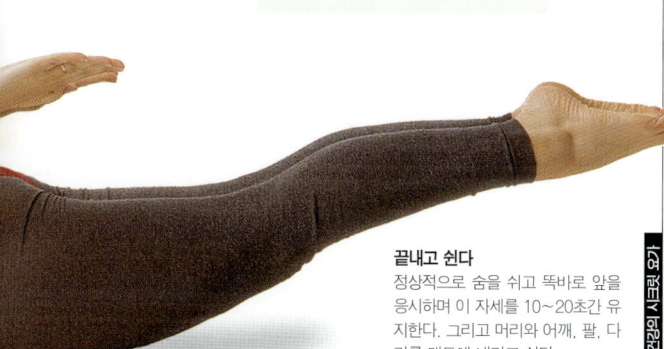

끝내고 쉰다

정상적으로 숨을 쉬고 똑바로 앞을 응시하며 이 자세를 10~20초간 유지한다. 그리고 머리와 어깨, 팔, 다리를 매트에 내리고 쉰다.

척추 근육을 강화한다

목에서부터 골반까지 척추를 만드는 척추골은 작은 운동을 하는 관절로 나뉘어 있다. 이들은 부분적으로 움직이는 관절이지만, 이 관절이 모두 함께 움직이면 척추가 크게 움직일 수 있다. 그러나 척추를 충분하게 움직이기 위해서는 정기적으로 연습할 필요가 있다. 일상적으로 무엇을 집어 들 때 척추를 앞으로 굽히거나 돌리고 한쪽으로 굽히는 경우가 있지만, 척추를 뒤로 펴는 일은 매우 드물다.

척추의 관절

추간판은 척추골 사이 관절의 쿠션이 되는 연골이며, 이것에 의해 등뼈가 전후좌우로 약간 움직인다. 척추골이 움직이면 척추가 미끄러지듯이 따라 움직인다.

아치형 만들기

174~175쪽의 메뚜기 자세에서는 다리와 허벅지, 가슴, 어깨를 매트에서 들어 올려 엎드린 자세에서 등을 뒤로 휘어지게 한다. 이때 몸의 균형은 아랫배와 엉덩이뼈로 잡는다.

척추로 아치형을 만들면 특히 등 아래쪽이 유연해져, 이 부분의 통증을 완화할 수 있다. 척추의 움직임을 조절하는 근육이 강해지면 추간판의 감소를 막을 수 있다. 또한 아치형으로 몸을 휘어지게 하면 소화기

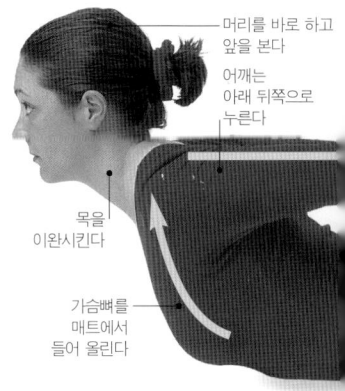

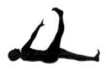

에 자극을 주어 소화불량이나 위통이 해소된다.

몸을 들어 올릴 때, 팔과 다리가 머리에서 멀어지도록 뒤로 당겨 펴주고, 몸통도 머리 쪽으로 충분히 편다. 이렇게 연습하면 몸의 앞쪽을 들어 올리는 복근이 강해진다. 복근이 강해지면 이 자세를 쉽게 할 수 있게 된다.

주의사항

- 가슴과 다리를 들어 올리며 숨을 들이쉬고 자세를 유지하는 동안에는 정상적으로 숨쉬는 것을 잊지 않도록 한다.
- 다리와 팔을 들어 올리면서 동시에 머리에서부터 멀어지게 충분히 뒤로 펴주며, 자세를 취하는 동안 그렇게 편 상태를 유지한다.
- 가슴뼈를 가능한 한 높이 들어 올리며, 어깨뼈를 등과 평평하게 한다.

메뚜기 자세 분석

175쪽의 메뚜기 자세 2단계로 몸을 늘려 올릴 때 다음과 같은 세부 사항에 주의한다.

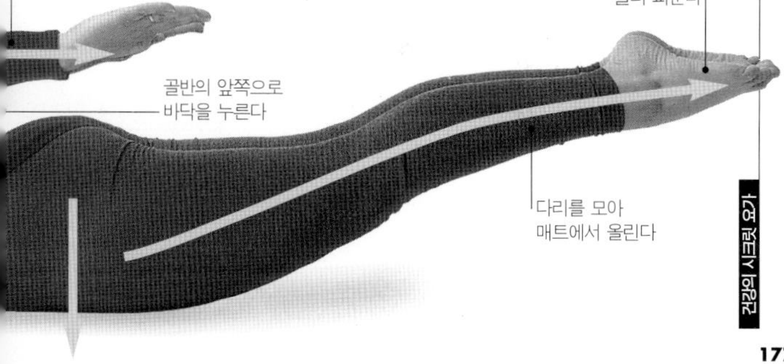

팔과 손을
뒤로 펴고
손바닥을
아래로 향한다

골반의 앞쪽으로
바닥을 누른다

다리와 발을
머리에서
멀리 펴준다

다리를 모아
매트에서 올린다

낙타 자세

이 자세는 **우스트라 아사나**라고 부르는데, 척추를 강하게 뒤로 젖혀 구부리는 자세이다. 등이 경직되어 잘 젖혀지지 않는다고 걱정할 필요는 없다. 이 자세는 특히 나쁜 자세를 교정하기에 매우 좋은 자세이다. 앉아만 있거나 앞으로만 구부려 위축된 어깨나 등의 자세를 교정한다.

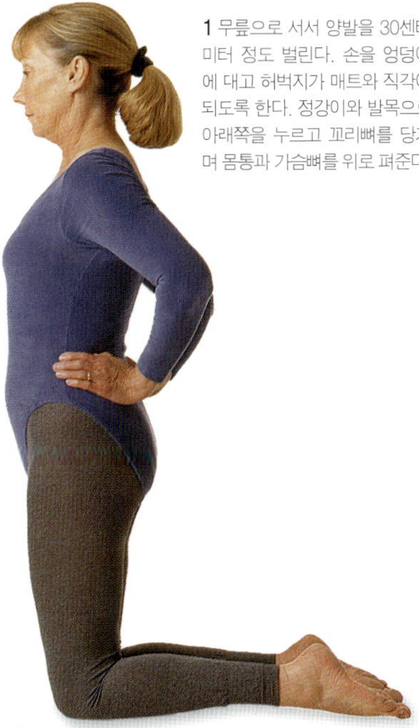

1 무릎으로 서서 양발을 30센티미터 정도 벌린다. 손을 엉덩이에 대고 허벅지가 매트와 직각이 되도록 한다. 정강이와 발목으로 아래쪽을 누르고 꼬리뼈를 당기며 몸통과 가슴뼈를 위로 펴준다.

몸 뒤의 동작

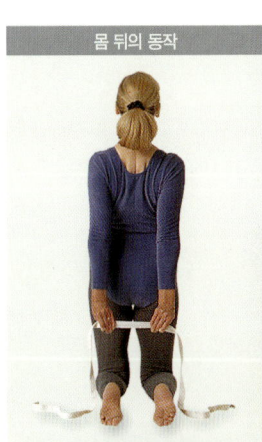

발을 뒤로 돌리는 것에 닿지 않으면 양손으로 벨트를 잡는다. 양손을 30센티미터 정도 벌리고 손바닥을 앞으로 하여 벨트를 잡고 발쪽으로 내린다.

2 숨을 내쉬고, 머리를 뒤로 떨어뜨리며, 양팔을 등 뒤로 가게 한다. 손가락을 아래로 향하게 하고 발에 댄다. 가슴뼈를 충분히 펴주고 허벅지에서 몸을 들어 올린다. 몸을 젖힌 채로 10~15초간 자세를 유지한다.

끝내고 쉰다
숨을 들이쉬고, 손을 들어 올리고, 머리와 몸통을 일으켜 무릎으로 바로 선다. 손은 허벅지에 두고 발뒤꿈치에 앉아 이완시킨다.

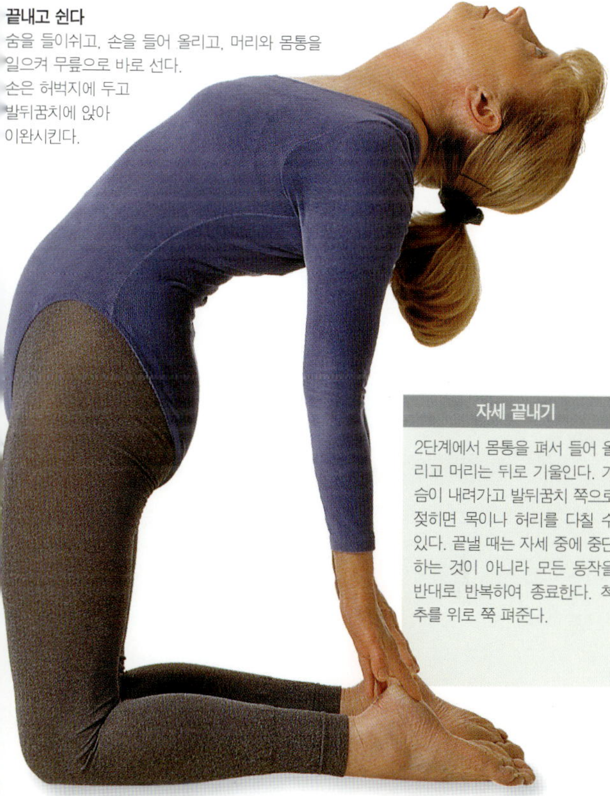

자세 끝내기
2단계에서 몸통을 펴서 들어 올리고 머리는 뒤로 기울인다. 가슴이 내려가고 발뒤꿈치 쪽으로 젖히면 목이나 허리를 다칠 수 있다. 끝낼 때는 자세 중에 중단하는 것이 아니라 모든 동작을 반대로 반복하여 종료한다. 척추를 위로 쭉 펴준다.

어깨와 등의 자세를 교정한다

낙타 자세는 뒤로 젖히는 자세 이상의 효과가 있다. 허벅지에서부터 목까지 몸 전체를 펴주기 때문이다.

1단계에서 다리로 바닥을 누를 때 꼬리뼈는 당기고 좌골은 바닥을 향해 아래로 펴준다. 그리고 허벅지를 위로 펴주고, 몸통을 가랑이와 엉덩이에서부터 가슴뼈 상부까지 끌어올린다. 손을 뒤로 돌려 발뒤꿈치에 댈 때, 어깨를 뒤로 펴서 어깨뼈와 갈비뼈가 평평하도록 만들며, 팔에서부터 손까지 곧게 편다. 몸의 양쪽이 나란하면 양손이 동시에 발에 닿는다.

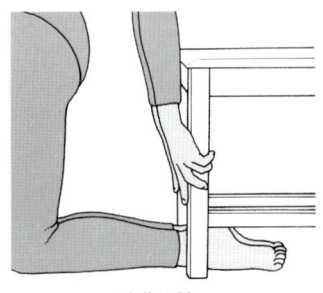

젖히는 연습
몸통을 뒤로 젖히는 것에 익숙해지는 연습으로. 등빈이를 벽에 붙인 의자 앞에서 의자 다리를 손으로 잡고 뒤로 젖힌다.

등 젖히기

머리와 몸통을 뒤로 젖혀 구부리지 못하는 사람도 있다. 연습을 거듭하면 등을 조금씩 젖힐 수 있다.

처음에는 불편하다고 느껴 머리를 자꾸 바로 세우려고 할 수도 있다. 등을 뒤로 충분히 늘여 펴서 발을 잡을 수 없으면 발목 옆에 책을 쌓아 그 위에 손을 놓는다. 연습을 거듭해 척추 관절이 유연해지면 머리 뒤의 벽을 볼 수 있을 정도까지 등을 뒤로 젖힐 수 있게 된다.

뒤로 젖히는 자세에서 척추와 흉관으로 구성된 몸 앞쪽이 모두 쭉 펴진다. 자세를 취하는 동안 허벅지와 몸통은 위로 늘여 편 상태를 유지하고, 가슴뼈를 높이 올리며, 어깨를 뒤로 누르면 등이 더 구부러진다.

주의사항

- 종아리와 발목으로 매트 쪽을 누르며, 자세를 취하는 동안 몸을 무릎에서부터 들어 올린다.
- 머리를 뒤로 젖힐 때 입은 다물며 자세를 유지하면서 정상적으로 숨 쉰다.
- 엉덩이가 발뒤꿈치 쪽으로 내려가면 안 된다. 꼬리뼈를 안으로 당긴다.
- 이 자세는 요가 상급자가 할 수 있는 자세이므로 주의해야 한다. 긴장되거나 통증을 느끼면 단계를 반대로 하여 몸을 풀고 쉰다.

낙타 자세 분석

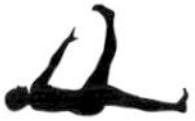

다음과 같은 세부 사항에 주의하면 179쪽의 낙타 자세 2단계의 완전한 스트레칭에 도달할 수 있다.

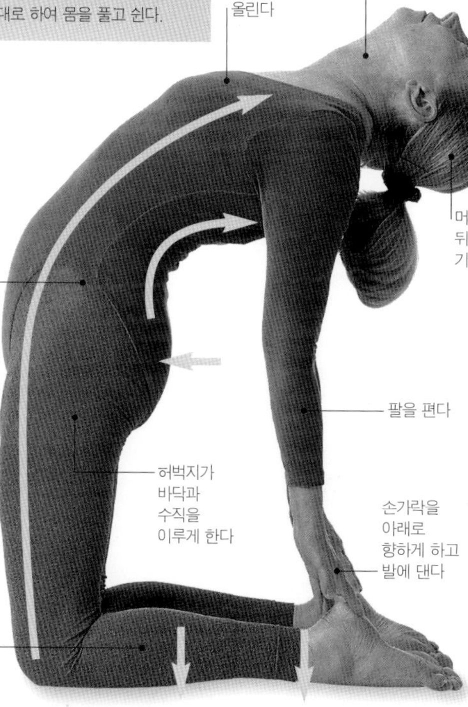

- 가슴뼈를 올린다
- 목을 이완시킨다
- 엉덩이뼈가 수평이 되게 한다
- 머리를 뒤로 기울인다
- 팔을 편다
- 허벅지가 바닥과 수직을 이루게 한다
- 손가락을 아래로 향하게 하고 발에 댄다
- 다리를 평행으로 약간 벌리고 매트 쪽을 누른다

활 자세

활 자세는 **다누라 아사나**라고 하며, 손으로 발목을 잡아 몸 전체를 뒤로 펴는 자세이다. 팔은 활줄이 되고 몸으로 활 모양을 만드는 셈이다. 몸을 고도로 스트레칭하는 이 자세는 상당한 노력이 필요하며 점차 척추에 탄력성이 생기게 해준다.

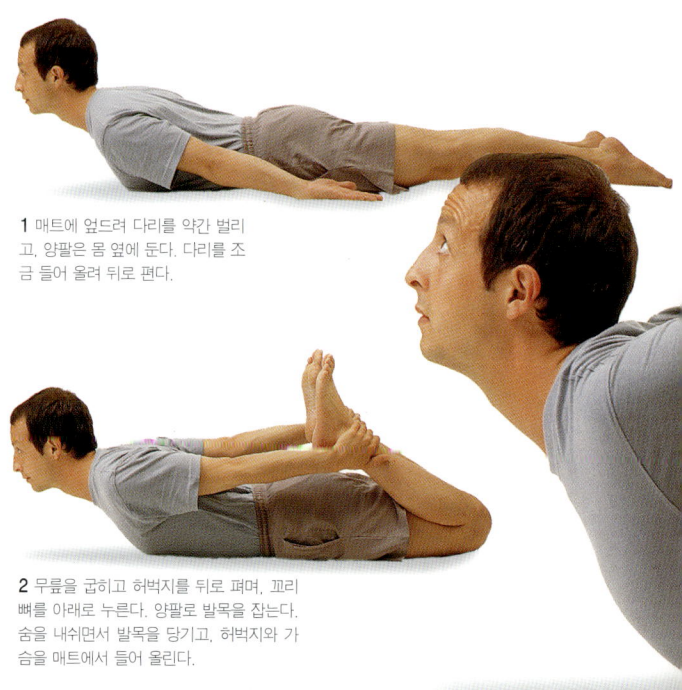

1 매트에 엎드려 다리를 약간 벌리고, 양팔은 몸 옆에 둔다. 다리를 조금 들어 올려 뒤로 편다.

2 무릎을 굽히고 허벅지를 뒤로 펴며, 꼬리뼈를 아래로 누른다. 양팔로 발목을 잡는다. 숨을 내쉬면서 발목을 당기고, 허벅지와 가슴을 매트에서 들어 올린다.

3 머리를 더 일으켜 앞을 보고, 정상적으로 숨을 쉬면서, 무리하지 않을 정도로 허벅지를 더 높이 늘어 올리고 이 자세를 10초간 유지한다.

끝내고 쉰다
숨을 내쉬고, 발목을 놓고 다리와 몸을 매트로 내린고 쉰다.

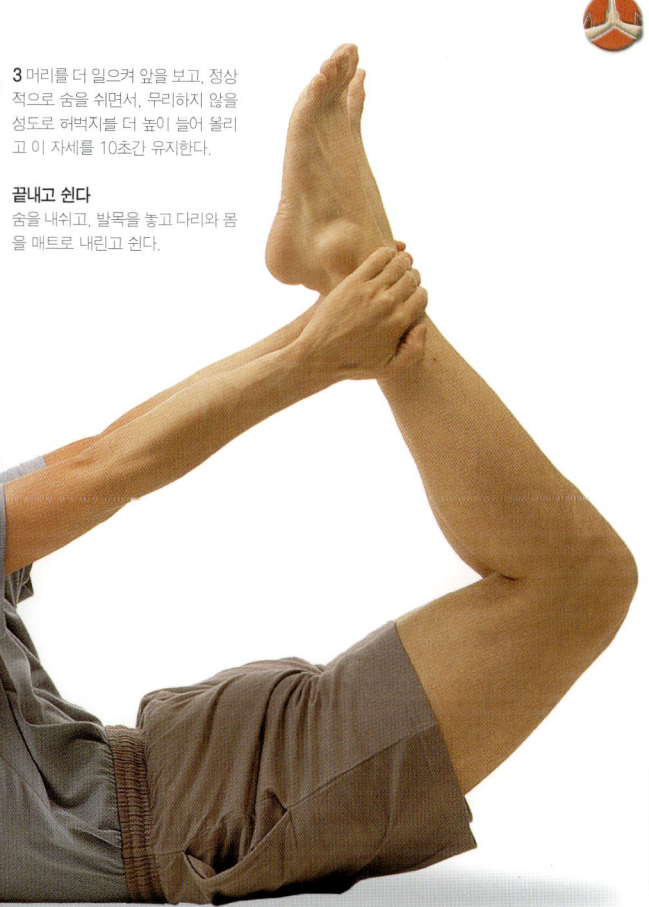

척추의 탄력성을 향상시킨다

활자세는 늘일 수 있는 한계까지 몸을 뒤로 젖힐 뿐 아니라, 몸의 앞쪽도 펴서 몸통과 척추를 최대한 스트레칭한다. 178~181쪽의 낙타 자세처럼 꼬리뼈를 당기고 골반으로 바닥을 눌러서 매트에서 다리를 들어 올리는 데 필요한 힘을 얻을 수 있다. 그리고 충분히 펴주면, 올바른 자세를 유지할 수 있다.

자세를 유지할 때 이와 같이 몸을 눌러 내리는 것을 이른바 도전과 저항의 기법이라고 하며, 등을 더 젖히고 엉덩이에서부터 가슴뼈까지를 펼 수 있다. 발목을 잡고 상반신과 허벅지를 더 높이 들어 올린다.

몸 들어 올리기의 완성

처음에는 발목을 잡기가 어려울 수도 있으나 매트에서 다리를 올리지 않고 자세를 연습한다. 우선 양팔을 발목 쪽을 향해 펴는 연습을 시작하고, 점차 머리와 가슴을 매트에서 들어 올려간다. 그리고 동시에 다리를 올려본다.

이렇게 연습하면 몸통과 다리를 더 잘 펼 수 있고 척추가 한층 더 유연해진다. 그러고 나서는 발목을 잡고 높이 들어 올리는 연습을 할 수 있다.

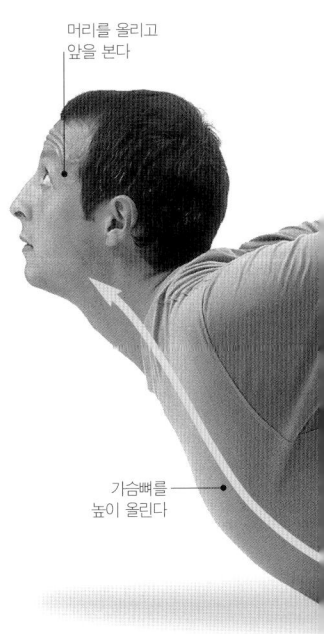

머리를 올리고 앞을 본다

가슴뼈를 높이 올린다

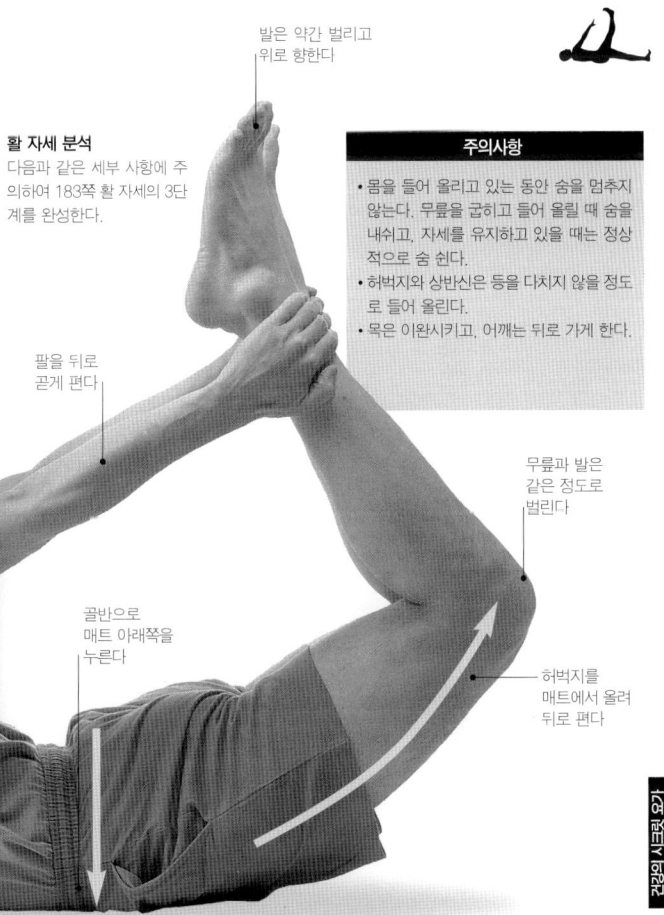

활 자세 분석

다음과 같은 세부 사항에 주의하여 183쪽 활 자세의 3단계를 완성한다.

발은 약간 벌리고 위로 향한다

주의사항

- 몸을 들어 올리고 있는 동안 숨을 멈추지 않는다. 무릎을 굽히고 들어 올릴 때 숨을 내쉬고, 자세를 유지하고 있을 때는 정상적으로 숨 쉰다.
- 허벅지와 상반신은 등을 다치지 않을 정도로 들어 올린다.
- 목은 이완시키고, 어깨는 뒤로 가게 한다.

팔을 뒤로 곧게 편다

무릎과 발은 같은 정도로 벌린다

골반으로 매트 아래쪽을 누른다

허벅지를 매트에서 올려 뒤로 편다

어깨로 서는 자세와 쟁기 자세

어깨로 서는 자세인 **살람바 사르반가 아사나**, 그리고 쟁기 자세인 **할라 아사나**는 따로 할 수도 있으나 여기서는 연속된 동작으로 소개한다. 시작하기 전에, 머리 쪽에 팔 길이보다 조금 멀리 의자를 놓고 매트에 눕는다.

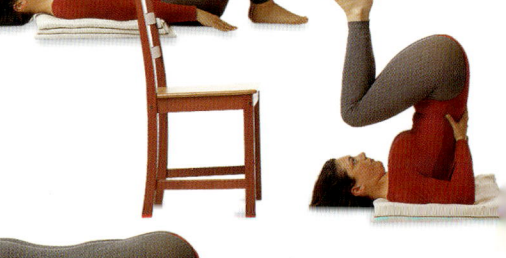

1 누워서 하는 산 자세로 어깨와 위팔로 바닥을 누르며 가슴뼈를 들어 올린다. 무릎을 굽혀 발뒤꿈치를 엉덩이 쪽으로 움직인다.

2 숨을 들이쉬고, 양팔로 아래로 누르며 다리와 엉덩이를 들어 올려, 굽힌 무릎을 머리 위로 이동한다. 팔꿈치를 굽혀 손을 척추 옆쪽에 대서 등을 받쳐준다.

3 머리 뒤에 둔 의자에 다리를 올려 쟁기 자세를 만든다. 다리를 바로 펴고, 엉덩이를 앞으로 움직여 허리와 어깨가 일직선이 되도록 한다. 팔꿈치를 약간 안쪽에 둔다. 이 자세를 10초간 유지한다.

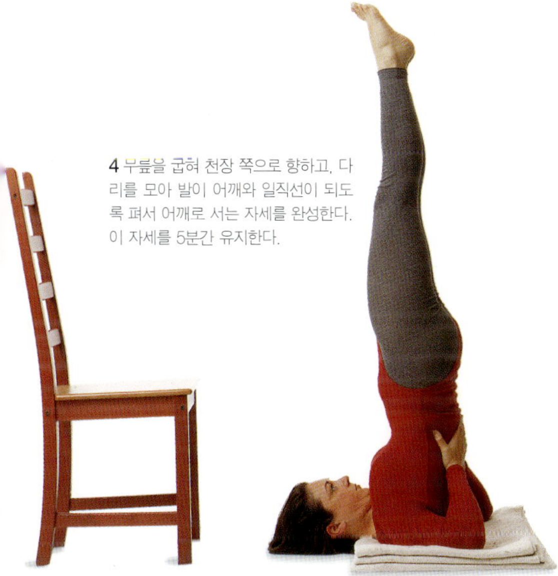

4 무릎을 굽혀 천장 쪽으로 향하고, 다리를 모아 발이 어깨와 일직선이 되도록 펴서 어깨로 서는 자세를 완성한다. 이 자세를 5분간 유지한다.

5 무릎을 굽혀 머리 쪽으로 내려간다. 발을 의자에 대고 다리를 바로 편다. 손을 내리고 손가락을 깍지 껴서 양팔을 등 뒤로 바닥과 평행하게 편다. 그리고 팔꿈치를 굽혀 손을 척추 옆에 두고 무릎을 굽혀 위를 향하고 다리를 펴서 어깨로 서는 자세를 만든다. 이 자세를 1분간 유지한다.

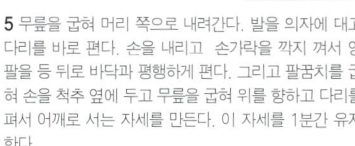

끝내고 쉰다

다리를 모으고 숨을 내쉬며, 무릎을 굽혀 머리 쪽으로 내려간다. 양팔을 등 뒤로 바닥과 평행하게 펴고 아래로 눌러, 엉덩이를 바닥으로 내릴 때 조정 장치로 이용한다. 다리를 굽히고 쉰다.

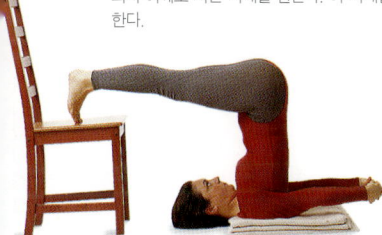

활력과 치유의 효과를 준다

요가에서 거꾸로 서는 자세는 매우 중요하게 여겨진다. 고도의 치유 효과가 있다고 생각하기 때문이다. 혈액과 림프액의 흐름을 촉진할 뿐 아니라 활력을 준다.

균형과 조절

이 자세에서는 몸의 위치를 올바르게 하는 것이 중요하다. 머리는 어깨와 직각이 되어야 하며 어느 한쪽으로도 구부러져서는 안 된다. 양팔을 다리 쪽으로 펴고, 어깨와 팔을 아래로 눌러 가슴뼈를 올려서 균형을 잡고 자세를 조절할 수 있다.

쟁기 자세에서는, 손가락을 깍지 끼어 양팔을 바닥과 평행하게 펴고, 위팔을 서로 가깝게 하고 평행하게 만들면 자세를 조절하기 쉬워진다.

자세를 취하는 동안 다리를 모으며, 몸을 어깨로 서는 자세로 들어 올릴 때 허벅지를 바로 편다. 이렇게 하면, 발목, 엉덩이, 어깨가 모두 일직선상에 있게 된다. 다리를

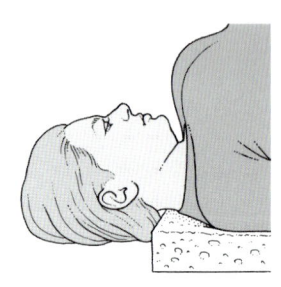

머리와 목을 받친다
동작을 시작하기 전에 서너 번 접은 담요나 발포 블록 네 개 정도를 놓고 누우면 상반신을 들어 올릴 때 목을 잘 보호해 준다.

쟁기 자세로 내릴 때는 엉덩이를 머리에서 멀어지게 한다. 발이 의자에 닿으면 무릎을 바로 펴고 엉덩이를 머리 쪽으로 움직인다. 그러면 엉덩이가 어깨 쪽으로 온다. 발끝을 발등 아래에 두고, 다리가 더 곧게 되도록 허벅지를 편다.

발을 의자에 놓으면 쟁기 자세 연습에 도움이 된다. 자신감이 생기면 다리를 의자가 아니라 매트에 놓는 완벽한 자세에 도전한다.

경고

이 자세를 연습할 때는 반드시 발포 블록이나 접은 담요를 어깨에 받치고 머리를 낮게 해야 한다. 혈압이 높거나, 등의 상부나 목과 머리에 이상이 있거나 손상이 있으면 어깨로 서는 동작을 해서는 안 된다. 생리 중인 여성은 거꾸로 서는 자세는 피한다. 머리가 길면 반드시 뒤로 매고 연습한다.

어깨로 서는 자세 분석

다음과 같은 어깨로 서는 자세 (187쪽)의 요점을 확인한다.

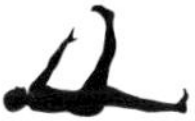

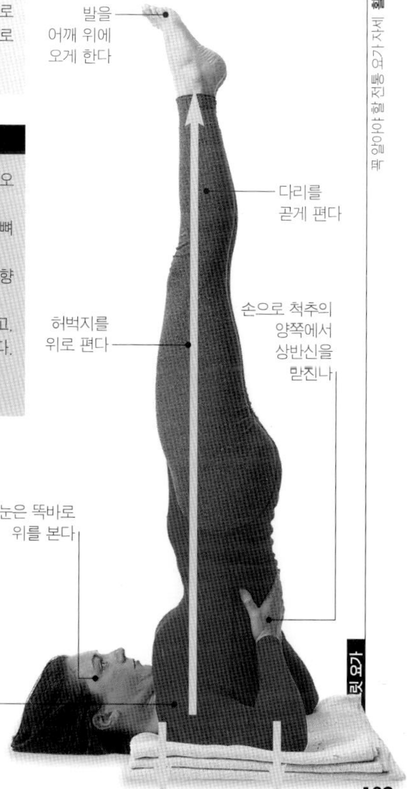

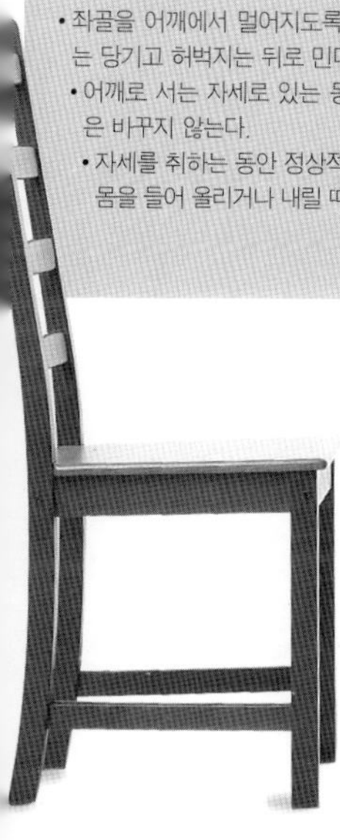

요점

- 들어 올린 엉덩이와 몸통이 어깨 바로 위에 오도록 한다.
- 좌골을 어깨에서 멀어지도록 펴며, 꼬리뼈는 당기고 허벅지는 뒤로 민다.
- 어깨로 서는 자세로 있는 동안 머리 방향은 바꾸지 않는다.
- 자세를 취하는 동안 정상적으로 숨 쉬고, 몸을 들어 올리거나 내릴 때 숨을 내쉰다.

- 발을 어깨 위에 오게 한다
- 다리를 곧게 편다
- 허벅지를 위로 편다
- 손으로 척추의 양쪽에서 상반신을 받친나
- 눈은 똑바로 위를 본다
- 어깨로 아래를 누르고 위팔은 평행하게

어깨로 서는 여러 가지 자세

어깨로 서는 자세와 쟁기 자세를 습득하여 자신감이 붙으면 같은 주제의 여러 가지 자세를 연습하여 변화를 준다. 여기서는 186~187쪽의 어깨로 서는 자세를 기본으로 한 스무 가지 이상의 자세 중에서 세 가지를 소개한다. 이 세 가지 자세는 잠시 쉬었다가 계속할 수 있다.

에카 파다 사르반가 아사나

어깨로 서는 자세로 왼쪽 다리를 쭉 펴고, 오른쪽 다리를 바닥이나 의자에 힘 있게 내린다. 이 자세를 15초간 유지하고 나서 오른쪽 다리를 왼쪽 다리 옆으로 들어 올린다. 두 다리를 쭉 펴고 어깨로 서는 자세로 돌아온다. 이어서 오른쪽 다리를 쭉 펴고 왼쪽 다리를 의자에 내리는 자세를 반복한다. 그리고 어깨로 서는 자세로 몸을 편다.

파르스바이카 파다 사르반가 아사나

어깨로 서는 자세로 몸을 쭉 펴고, 오른쪽 다리를 고관절에서 밖으로 돌려 바닥에 비스듬한 각도로 내린다. 오른쪽 다리의 발끝이 오른쪽 어깨와 일직선이 되게 한다. 이 자세를 10~15초간 유지하고 나서 다리를 어깨로 서는 자세로 들어 올린다. 왼쪽 다리를 바닥으로 내리는 자세를 반복하고 어깨로 서는 자세로 편다.

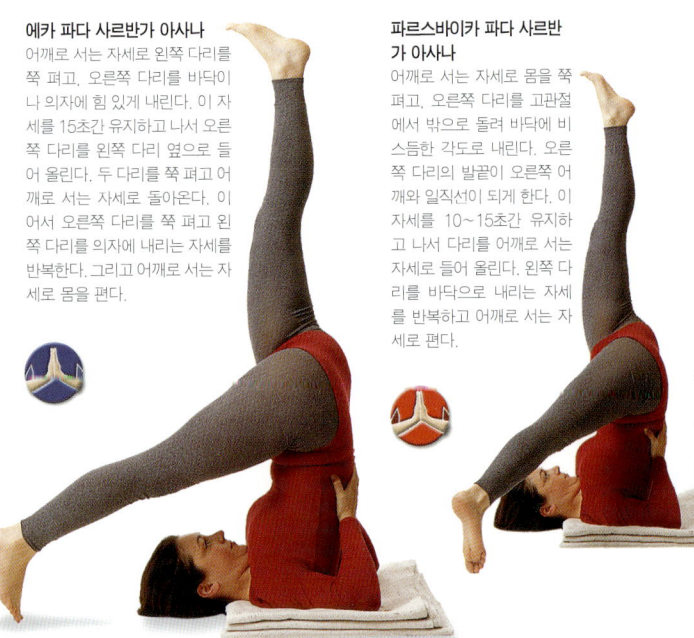

숩타 코나 아사나

어깨로 서는 자세로 바로 서고, 손으로 등을 받친다. 숨을 내쉬고, 무릎을 쟁기 자세(186쪽 참조)로 굽히며 발을 바닥에 댄다. 다리를 바로 하여, 다리를 크게 벌린 쟁기 자세로 넓힌다.

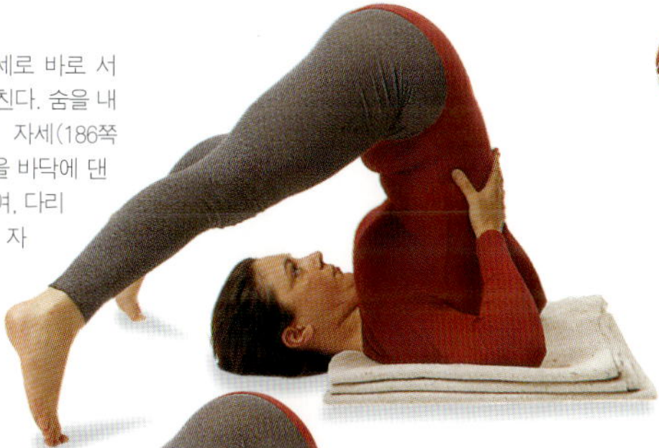

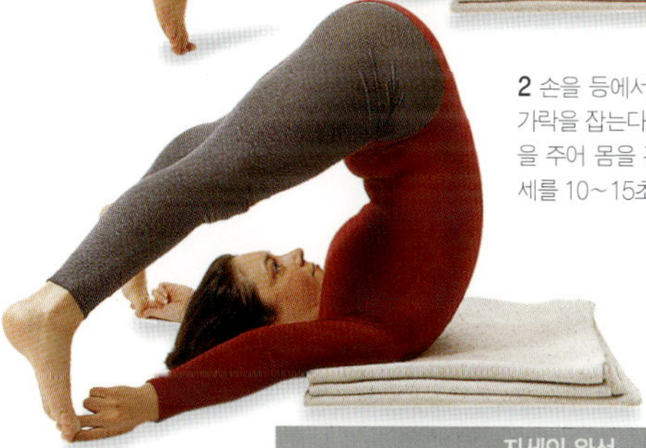

2 손을 등에서 내려 엄지발가락을 잡는다. 허벅지에 힘을 주어 몸을 편 채로 이 자세를 10~15초간 유지한다.

자세의 완성

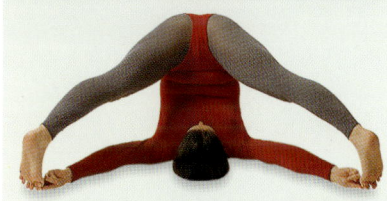

1단계의 마지막에서 다리를 가능한 한 넓게 벌리기 전에 숨을 내쉰다. 엄지발가락을 엄지와 집게손가락으로 잡는다. 발끝에 손이 닿지 않으면 발목이나 종아리를 잡는다.

끝내고 쉰다

발끝을 놓고 손으로 등을 받치며 쟁기 자세로 두 다리를 모은다. 숨을 내쉬고, 무릎을 굽혀 어깨로 서는 자세로 돌아온다. 다리를 모으고 무릎을 굽히고 양팔을 바닥을 따라 펴준다. 양팔로 아래를 누르면서 엉덩이와 몸통을 바닥으로 내린다. 무릎을 굽히고 쉰다.

어깨로 서는 동작

앞의 세 가지 자세는 모두 상급자 전용 자세이므로 186~187쪽의 어깨로 서기나 쟁기 자세에 자신 있을 때 도전해야 한다. 이 자세들은 모두 균형을 잡는 거꾸로서기 자세이므로 몸을 바닥에 내릴 때가 중요하다. 한 다리 어깨로 서는 자세인 '에카 파다 사르반가 아사나'를 습득하는 좋은 방법은 쟁기 자세에서처럼 한쪽 발을 의자에 내리는 것이다. 자신이 붙으면, 다리를 더 내려 발포 블록 두 개 정도까지 도달할 것이고 그후에는 바닥까지 내릴 수 있을 것이다. 자세를 취하는 동안 손으로 등 위쪽을 받쳐준다.

몸의 올바른 위치를 의식하기

에카 파다 사르반가 아사나(190쪽)에서 위로 편 다리를 정면, 즉 머리 쪽으로 향한다. 그러나 파르스바이카 파다 사르반가 아사나(190쪽)에서는 오른쪽 다리가 엉덩이에서 바깥쪽을 향해서 비스듬한 각도가 되도록 바닥으로 내려가게 한다. 두 자세에서 모두 발을 의자나 바닥에 내릴 때는 다리를 똑바로 펴고 엉덩이가 수평이 되게 한다. 오른쪽 다리를 내릴 때는 오른쪽 엉덩이를 들고, 왼쪽 다리를 내릴 때는 왼쪽 엉덩이를 들어 올린다. 다리를 올리거나 내릴 때 숨을 내쉰다는 것을 잊지 않도록 한다.

191쪽의 숩타 코나 아사나는 쟁기 자세와 다리를 크게 벌려 펴는 자세가 합쳐진 것이다. 상반신과 엉덩이를 어깨 위로 들어 올려 몸 전체를 펴는 것이 목적이다.

숩타 코나 아사나는 몸을 최대한 펴주는 자세이다. 연습을 거듭해 자세 잡기가 쉬워지면 마음을 안정시키는 휴식 자세가 될 수 있다.

손으로 발가락을 잡는다

숩타 코나 아사나의 분석

다음 사진으로 191쪽의 숩타 코나 아사나인 다리를 크게 벌린 쟁기 자세를 분석한다. 세부 사항의 대부분은 190~191쪽에서 소개한 세 가지 종류의 어깨로 서는 자세와 일치한다.

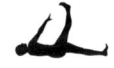

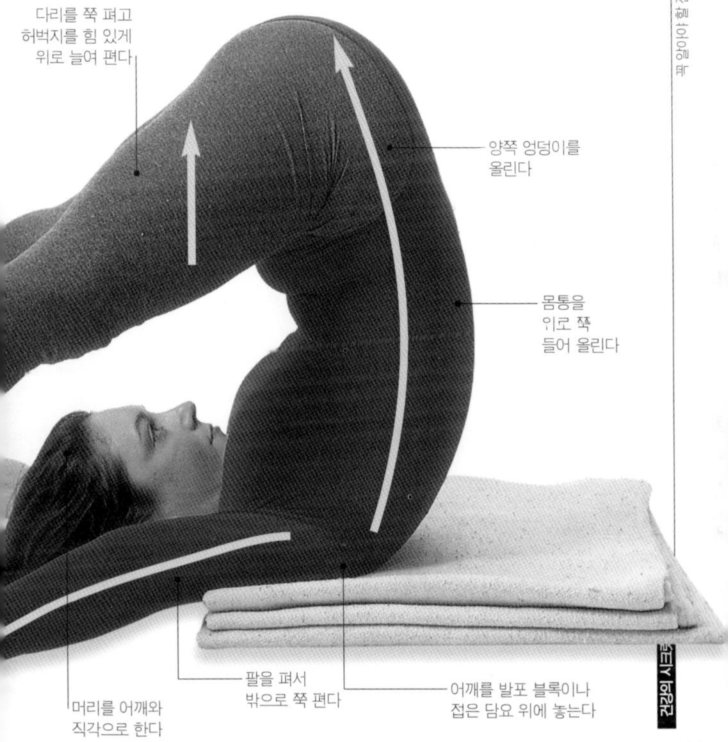

다리를 쭉 펴고 허벅지를 힘 있게 위로 늘여 편다

양쪽 엉덩이를 올린다

몸통을 위로 쭉 들어 올린다

머리를 어깨와 직각으로 한다

팔을 펴서 밖으로 쭉 편다

어깨를 발포 블록이나 접은 담요 위에 놓는다

어깨에 좋은 요가

어깨를 사용하여 일하는 사람은 필요에 따라 정기적으로 어깨 운동을 하는 경우가 있지만 대부분의 사람은 그렇지 못하다. 어깨 운동을 하지 않으면 어깨가 굽어지기 쉽기 때문에 운동이 필요하다. 이번 장의 마지막에서 두 가지 운동, 손 마주잡기 자세인 **고무카 아사나**와 팔 비틀기 자세인 **가루다 아사나**로 어깨, 팔, 손을 펴고, 가슴을 연다.

손 마주 잡기 자세

1 숨을 들이쉬고, 왼팔을 등 뒤로 꺾어 손등이 척추에 닿는 한편 위로 향하게 한다. 손등이 등에 최대한 높이 닿을 수 있게 움직인다.

3 왼쪽 팔꿈치를 아래로 늘여 펴주면서 왼손을 더욱 올리며, 오른쪽 팔꿈치는 천장 쪽으로 향하여 늘여 펴주면서 오른손을 더 내려가게 해 손이 닿도록 한다. 이 자세를 20초간 유지한다.

2 왼손 손등을 척추에 대고 오른팔을 머리 위로 들어 올린다. 오른팔을 어깨에서 뒤로 돌려 굽혀 왼쪽 손가락 쪽으로 향한다.

반복하고 끝낸다

손을 놓고 오른팔을 머리 위로 올렸다가 양팔을 몸 옆에 놓는다. 이번에는 오른팔을 등 뒤로 하고 왼팔을 올려 2~3단계를 반복한다.

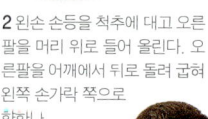
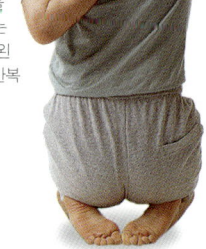

손 꼬기

팔 비틀기 자세

1 숨을 들이쉬며 양팔을 옆으로 펴고, 숨을 내쉬면서 양팔을 신속하게 앞쪽으로 움직여 자신의 몸을 껴안듯이 가슴 위치에서 팔을 교차한다.

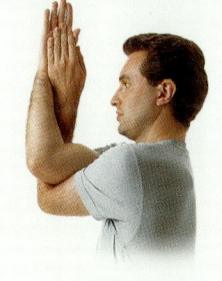

3단계에서 손바닥과 엄지가 닿게 하며, 팔꿈치를 올릴 때 손가락을 위로 편다. 손바닥이 닿지 않으면 1~2단계를 반복하며 양팔을 좀더 빨리 앞으로 움직이고, 가슴에서 더 세게 껴안는다. 좀더 높은 위치에서 양팔을 교차할 수 있게 된다.

3 어깨를 내리고 팔꿈치를 어깨 위치까지 들어 올려 팔꿈치를 가슴에서 조금 위까지 움직인다. 이 자세를 20초간 유지한다.

반복하고 끝낸다

손을 놓고 이번에는 가슴 위에 오른쪽으로 왼쪽 위 팔을 교차시켜 1~3단계를 반복한다.

2 양팔을 굽혀 손가락 끝이 위를 향하게 하고 양 손등을 대고 왼손을 자기 쪽으로 오른손 약간 뒤로 움직인다. 그리고 손바닥이 닿을 때까지 양손을 함께 움직인다.

경직된 어깨를 유연하게 해준다

우리는 일상생활 속에서 책상에 앉아 있고, 전철 안에서 책을 읽고, 또는 비스듬히 누워 텔레비전을 보면서 시간을 보낸다. 스스로 어깨가 얼마나 굽어졌는지 인식하지 못한다.

잠깐이라도 짬이 나면 간단한 운동으로 어깨나 팔, 손을 펴주는 것이 좋다. 몸을 옆으로 펴는 94쪽의 기도 자세(나마스테 자세)는 94~95쪽의 몸 옆을 강하게 펴는 자세(파르스보타나 아사나)의 어깨 운동의 일부로 필요하다. 물론 단독으로도 연습할 수 있는 자세이다.

산 자세(타다 아사나, 42~43쪽 참조)로 서거나, 다리를 포개고 앉는 자세(수카 아사나, 38쪽 참조)로 다리를 포개어 앉거나, 또는 영웅 자세(비라 아사나, 107쪽 참조)로 무릎을 굽힌 상태에서 시작한다. 시작하기 전에 잠시 의식을 집중하여 척추를 펴주고, 가슴 윗부분을 펴며, 어깨를 넓히고, 어깨뼈를 갈비뼈와 평평하게 한다.

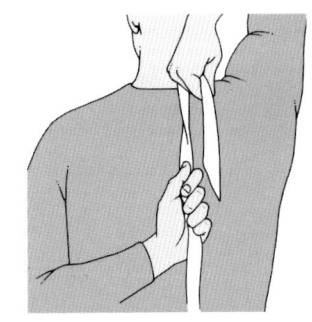

손의 연결
어깨가 경직되어 있으면 등에서 손을 마주 잡을 수 있을 만큼 팔을 움직일 수 없다. 이런 때는 벨트 잡아 양손이 접근하도록 벨트를 따라 움직이면 된다.

손을 마주 잡는다

손을 마주 잡는 자세(고무카 아사나)는 어깨를 충분히 뒤로 가게 하여 위팔을 펴는 자세이다. 이 자세의 핵심은 손을 위로 향해 펴는 것이며, 팔을 최대한 등의 중심부로 가져가는 것이다. 이 자세의 목적은 손을 잡는 것인데, 그러기 위해서는 위로 향해 편 손이 어깨뼈 사이까지 도달하지 않으면

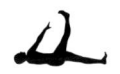

안 된다. 아래로 향하는 팔도 역시 일직선상으로 정확히 펴주어야 한다. 2단계에서 팔을 뻗을 때 머리 옆에 팔이 닿을 정도로 팔을 충분히 뒤로 한다. 그리고 손이 등 쪽을 향하도록 팔을 내릴 때 등 뒤에서 팔을 아래로 굽히면서 위팔은 그대로 둔다. 팔꿈치가 옆쪽 바깥으로 가면 손이 멀어져서 닿지 않게 된다.

팔 비틀기 자세

요가 교실 가운데는 위팔을 비트는 가루다아사나 자세를 처음부터 가르치는 곳도 있다. 단순하게 위팔을 교차시킬 뿐 아니라 자신을 꼭 껴안듯이 팔로 가슴을 안으면 간단하게 이 자세를 할 수 있다. 또 이렇게 하여 위팔을 좀더 높은 위치에서 교차시키는 것도 쉬워진다.

2단계에서 양팔을 교차시킨 뒤, 손바닥을 마주하면 코앞에서 엄지가 보이며, 손가락을 그 뒤로 편다. 손을 그 높이로 놓아둔 채 몸에서 약간 떼어놓는다. 이때 어깨를 내리면 위팔의 스트레칭 효과가 커진다.

손에 좋은 요가

우리가 손을 사용하는 것은 주로 무엇을 옮기거나 잡는 경우이다. 이 동작에서는 손을 뻗어 관절을 움직이고, 손을 좀더 유연하게 한다. 추운 날에는 손가락의 혈액순환을 좋아지게 하고, 키보드 작업 등 근육이나 힘줄의 반복 사용에 의해 발생하는 반복 운동 과다 손상(RSI)이나 가벼운 관절염의 예방과 치료에 좋다.

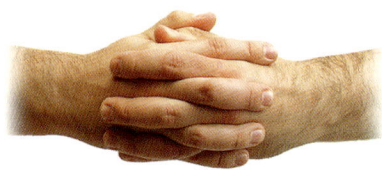

손가락 깍지 끼기
1 손가락의 깍지를 껴서 오른쪽 엄지가 위로 오게 한다.

2 깍지 긴 손의 손바닥을 밖으로 향하게 하고 팔을 앞으로 편다.

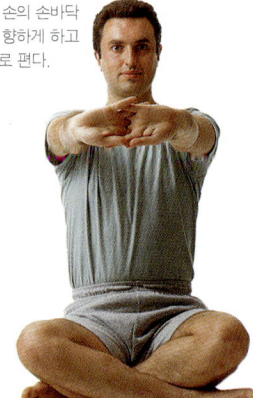

3 깍지 낀 채로 팔을 머리 위로 펴서 위팔이 귀에 닿게 한다.

반복하고 쉰다
이번에는 왼손 엄지가 위로 오도록 손가락을 깍지 끼고 1~2단계를 반복한다.

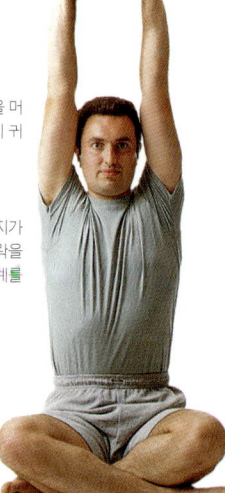

손가락 비틀기

1 양쪽 손을 가슴과 수평으로 들어 올려 손바닥을 아래를 보게 하고 가운뎃손가락끼리 끝이 약간 닿게 하고 왼쪽 손바닥을 위로 돌린다. 양쪽 집게손가락과 새끼손가락을 바깥쪽을 향하게 펴준다. 그리고 왼쪽 가운뎃손가락과 넷째 손가락을 위로 굽히고, 오른쪽 가운뎃손가락과 넷째 손가락을 아래로 굽힌다. 오른손의 새끼손가락을 왼손 집게손가락 쪽으로 움직이고 오른손의 집게손가락을 왼쪽 새끼손가락 쪽으로 움직여 양손을 접근시킨다.

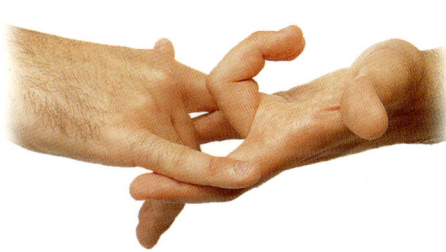

2 왼손을 몸 쪽으로 돌리고 왼손 가운뎃손가락과 넷째 손가락을 바로 펴서 오른쪽 집게손가락과 교차시킨다. 오른손 엄지를 올려 가운뎃손가락과 넷째 손가락 끝 쪽으로 누른다. 손바닥 펴고 멈춘다.

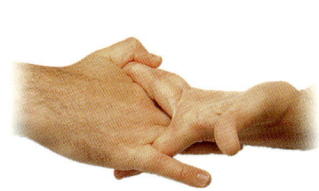

3 이번에는 오른손의 가운뎃손가락과 넷째 손가락을 펴서 몸에서 떨어지게 하고 두 손가락 끝 아래로 왼손 엄지를 넣는다. 이렇게 하려면 손을 약간 떼어 양손 사이에 틈새를 만들어야 한다. 손가락을 비트는 자세가 되어 있으면 손을 위로 향한 채로 집게손가락과 가운뎃손가락 사이에 틈이 생긴다.

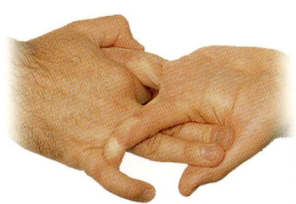

손 굽히기

우리는 놀랄 만큼 유연한 손을 끊임없이 사용하고 있으나 손 운동은 거의 하지 않는다. 물건을 내려놓거나 잡으려는 동작으로 손의 많은 근육을 수축시키거나 이완시키고 있다. 그러나 일상의 움직임 속에서 손가락을 펴거나 바깥쪽으로 굽히거나 손목을 돌리는 경우는 거의 없다.

다른 골격처럼 손에도 관절과 근육이 있으며, 손을 유연하게 만들기 위해서 운동할 필요가 있다. 손을 다친 경우에는 근육의 유연성을 찾아줄 필요가 있으며, 손이나 손목의 운동으로 관절염 등을 예방할 수도 있다.

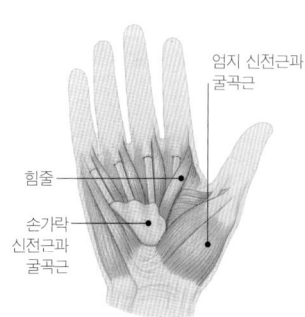

손의 근육
손에는 40개 이상의 근육이 있으며, 그중 일부는 매우 작다. 이러한 근육으로 손가락, 엄지, 손목을 움직여 손은 대단한 유연성을 발휘하게 된다.

손을 굽히는 자세

유가 자세 중에는 손 운동이 포함된 몇 가지 동작이 있다. 예를 들어, 몸 옆을 강하게 펴는 동작(파르스보타나 아사나, 94~97쪽 참조)에는 기도하는 손의 자세인 나마스테 자세를 등 뒤에서 만든다.

이러한 움직임을 통해 손바닥과 손가락이 옆과 세로로 늘어나서 손이 안쪽으로 방향을 바꿀 때 손목이 부드러워진다. 194~197쪽의 어깨 운동에서도 손을 쭉 펴준다. 손 운동은 간단해 짬이 나는 대로 연습할 수 있다.

손가락을 비트는 자세

이 자세를 쉽게 할 수 있으면, 처음부터 손가락을 가깝게 하여 틈새를 두지 말고 손가락을 움직인다. 손가락의 혈액순환을 좋게 하므로 추운 날에 하면 좋다.

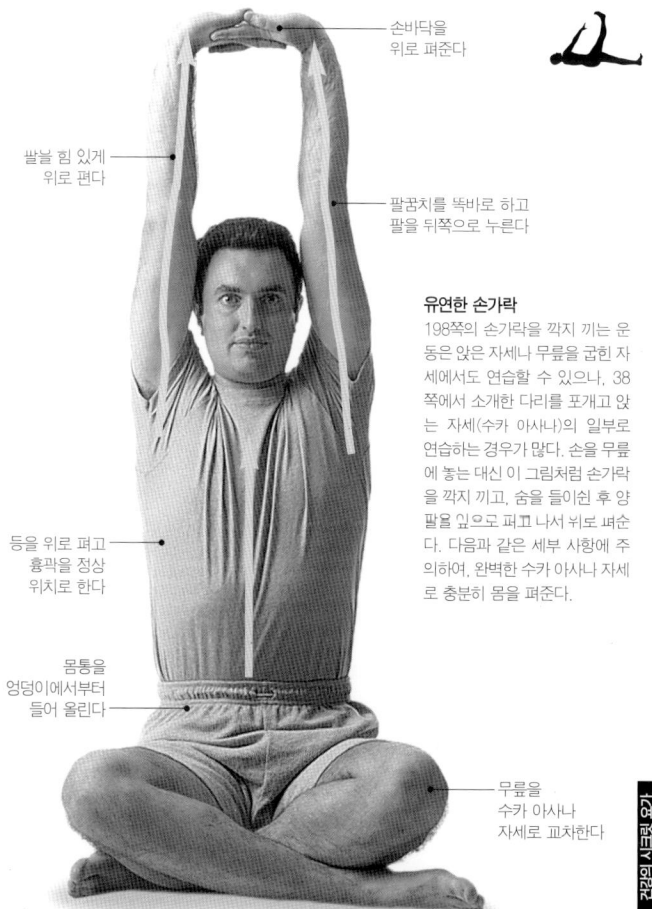

- 손바닥을 위로 펴준다
- 팔꿈치를 똑바로 하고 팔을 뒤쪽으로 누른다
- 발끝을 힘 있게 위로 편다
- 등을 위로 펴고 흉곽을 정상 위치로 한다
- 몸통을 엉덩이에서부터 들어 올린다
- 무릎을 수카 아사나 자세로 교차한다

유연한 손가락

198쪽의 손가락을 깍지 끼는 운동은 앉은 자세나 무릎을 굽힌 자세에서도 연습할 수 있으나, 38쪽에서 소개한 다리를 포개고 앉는 자세(수카 아사나)의 일부로 연습하는 경우가 많다. 손을 무릎에 놓는 대신 이 그림처럼 손가락을 깍지 끼고, 숨을 들이쉰 후 양 팔을 앞으로 펴고 나서 위로 펴준다. 다음과 같은 세부 사항에 주의하여, 완벽한 수카 아사나 자세로 충분히 몸을 펴준다.

단계별 셀프 요가 프로그램

이 마지막 장은 이 책에서 단계적으로 그림과 함께 설명한 50가지의 전통적인 자세를 기초로 당신이 향후 연습 계획을 세우는 데 도움을 줄 것이다. 처음 두 쪽에는, 개개인의 요구에 따른 프로그램의 구조를 설명한다. 이어서 그 뒤쪽에는 짧은 프로그램 세 가지를 소개한다. 초보자 전용 연습에서부터 난이도가 조금 높은 연습(206쪽의 난이도 마크 참조)으로 진행하려는 사람은 먼저 최초의 프로그램을 시도해 본다. 그리고 한층 더 높은 난이도를 진행할 수 있다고 생각하는 사람은 2단계 프로그램을 시도해 본다. 이번 장의 마지막에는 지치거나 스트레스가 쌓인 상태를 해소할 수 있는 자세를 소개한다.

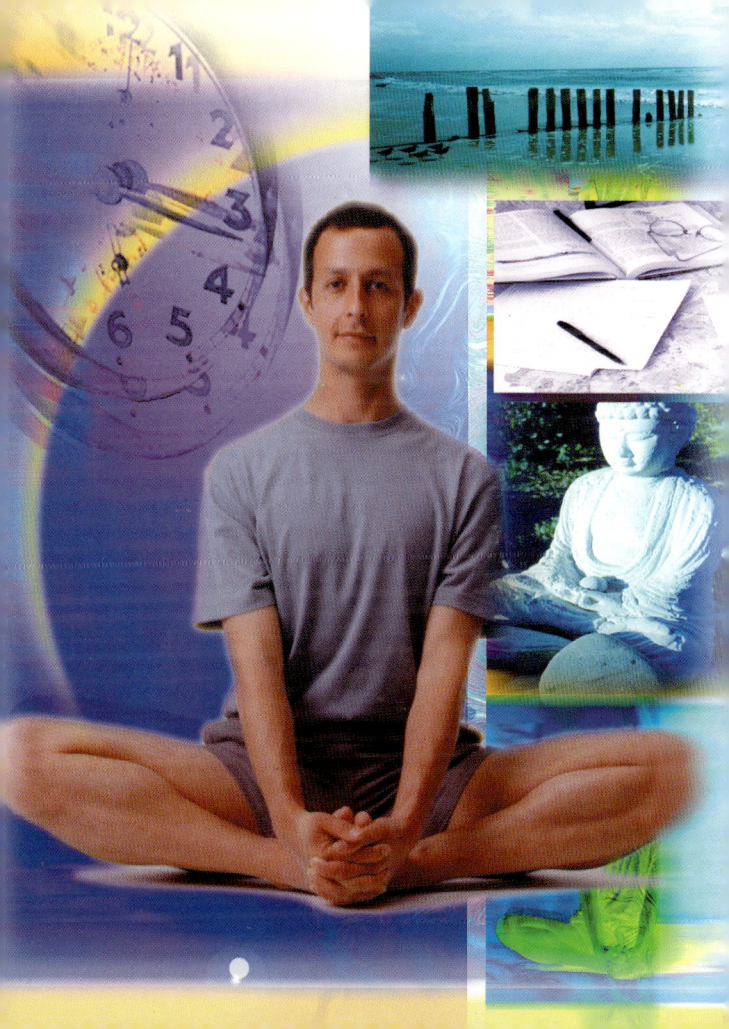

요가 연습 프로그램 만들기

요가에서 중요한 원칙은 항상 자신의 페이스로 진행하는 것이다. 셋째 장에서 소개한 초보자 전용 자세부터 시작하여, 각 자세의 세부 사항을 고려하면서 정기적으로 가능한 한 긴 시간 동안 연습한다. 처음 아홉 가지 자세를 잘할 수 있게 될 때까지, 그 자세만을 몇 주 동안 계속 연습해도 좋다.

서서 하는 자세

서서 하는 다섯 가지 기본 자세에 연습 순서대로 번호가 붙어 있다. 처음에는 좌우로 각각 10~15초간 자세를 유지한다. 그리고 좋아하는 자세를 반복하여 연습한다. 자세를 취하는 동안 보통으로 숨 쉰다.

1 삼각 자세 46~47쪽
2 몸을 옆으로 기울여 펴는 자세 50~51쪽
3 전사 자세 2 78~79쪽
4 전사 자세 1 82~83쪽
5 몸 옆을 펴는 자세 94~95쪽

자세 구성 항목 늘리기

연습을 하고 있으면 새로운 자세를 시작하고 싶어진다. 이 책은 당신에게 가장 적합한 방법으로 진행할 수 있도록 구성되어 있다. 넷째 장에서는 동작의 종류에 따라 자세를 나누어 소개했다. 서서 하는 자세, 앉아서 하는 자세, 누워서 하는 자세 등이다. 각 자세는 그 난이도 수준에 따라 분류되어 있다. 초보자 대부분은 서서 하는 자세부터 시작하지만 130~131쪽의 개 자세나, 158~159쪽의 다리를 포개 비트는 자세처럼 앉아서 하는 자세나, 바닥에서 하는 자세부터 시작할 수도 있다. 요가에는 정해진 법칙이 없다. 그 이유는 간단하다. 모든 사람의 몸은 각각 다르기 때문이다. 따라서 몸이 매우 유연하여 높은 수준의 자세에 도전하고 싶으면 먼저 진행해도 좋다. 그러나 간단한 자세부터 시작하는 것이 좋다.

쉬는 시간

자세 사이에는 근육과 관절이 스트레칭에

서 회복될 기회를 주며, 숨쉬기도 정상 상태로 되돌리고, 정신을 집중할 필요가 있다. 예를 들어, 서서하는 자세 후에는 산 자세(타다 아사나, 42~43쪽 참조)로 돌아오고, 앉아서 하는 자세 후에는 지팡이 자세(단다 아사나, 106쪽 참조)로 돌아온다. 누워서 하는 자세를 마친 후에는 무릎을 가슴에 대고 손으로 무릎을 잡고 쉰다. 뒤로 굽히기 자세 후에는 발꿈치에 앉아 다리를 이완시키고 어깨를 내린다.

연습 내용에서 자신이 좋아하는 자세를 포함시키면 요가를 더 즐길 수 있게 되지만 각자의 몸 상태에 좋은 프로그램으로 구성해야 한다. 서는 자세로 시작하면 근육이 긴장되고 혈액순환이 좋아지며 몸에 활력이 넘치게 한다. 이어서 앉아서 하는 자세나 누워서 하는 자세에서는 근육과 관절이 잘 펴진다. 그리고 나서 앉아서 비틀거나 뒤로 굽히기로 몸에 활력을 주는 동작을 한다. 어깨로 서기나 쟁기 자세(186~187쪽 참조) 같은 익숙하지 않은 새로운 자세는 마지막에 연습한다. 그리고 나서 시체 자세(64~65쪽 참조)로 마무리해 몸과 마음을 완전히 쉬게 한다.

2단계 프로그램

여기 네 쪽에 걸쳐 소개하는 자세는 2단계 프로그램이다. 어느 단계를 연습한다고 해도 엉덩이의 유연성이 특히 필요하다. 이것이 주로 앉아서 하는 자세이기 때문이다. 요가 연습을 시작하여 3~4개월이 지나면 어느 정도 유연성이 갖추어져 있을 것이다. 그렇지 않으면, 발포 블록이나 접은 담요가 필요할 수도 있다. 이 프로그램은 1시간 정도에 끝나지만 당신 스스로의 속도로 진행한다. 적어도 1주일에 한 번은 연습하는 것을 목표로 한다.

난이도

자세의 난이도에 따라 세 가지 단계로 나누어 표시했다.

 초보자용: 요가를 처음 배우는 사람을 위한 자세

 중급자용: 조금 발전된 자세로 셋째 장의 기본적인 자세를 조금이라도 연습해 본 사람을 위한 자세

 상급자용: 난이도가 높은 자세. 몸이 유연한 사람을 위한 자세

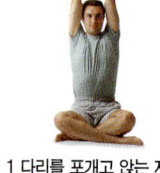

1 다리를 포개고 앉는 자세
파르바타 아사나와
수카 아사나(38, 201쪽)

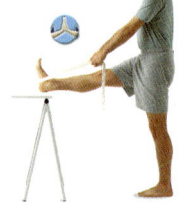

2 다리를 뻗어 펴는 자세 1
우티타 하스타 파당구스타
아사나 1(70쪽)

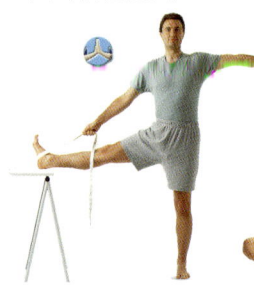

3 다리를 뻗어 펴는 자세 2
우티타 하스타 파당구스타
아사나 2(71쪽)

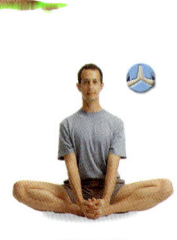

4 나비 자세
밧다 코나 아사나(110쪽)

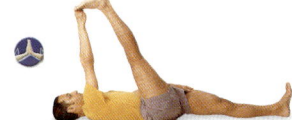

5 누워서 다리를 펴는 자세 1
숩타 파당구스타 아사나 1
(146~147쪽)

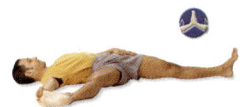

6 누워서 다리를 펴는 자세 2
숩타 파당구스타 아사나 2
(147쪽)

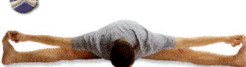

7 박쥐 자세
우파비스타 코나 아사나(111쪽)

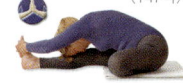

8 머리를 무릎에 대는 자세
자누 시르사 아사나(114~115쪽)

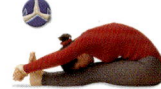

9 삼지 자세
트리앙가 무카이카파다 파스치모
타나 아사나(118~119쪽)

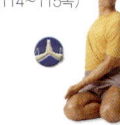

10 앉아서 앞으로 구부리는 자세
파스치모타나 아사나(122~123쪽)

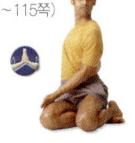

11 인어 자세 1
바라드바자 아사나 I
(162~163쪽)

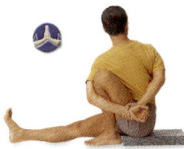

12 현자 자세
마리챠 아사나 1(166쪽)

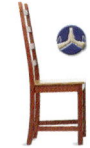

13 어깨로 서는 자세와 쟁기 자세
살람바 사르반가 아사나와 할라 아사나
(186~187쪽)

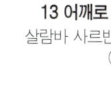

14 배를 비트는 자세
자타라 파리바르타나 아사나
(138~139쪽)

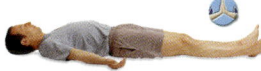

15 시체 자세
사바 아사나 1(64~65쪽)

앉아서 하는 자세에 집중

모든 연습에서 필요한 것은 마음을 안정시키고 의식을 집중하기 위해 움직임이 없는 자세로 시작하는 것이다. 이 프로그램은 다리를 포개고 앉아 시작하여 파르바타 아사나로 양팔을 충분히 펴는 것에 의식을 집중한다. 서서 하는 자세로 몸을 활기차게 만든 후에 다리를 펴고 정돈하는 자세를 진행한다. 프로그램을 진행하다 보면 몸을 펴기 전후에 몇 초 동안 누워 가슴 위에서 무릎을 감싸안고 쉬는 것이 필요하다.

다리를 펴는 운동 사이에 엉덩이가 펴지는 것에 주의를 기울인다. 이 프로그램의 후반부에서는 연속된 앞으로 구부리기와 비틀림 자세에 이어서 등에 관련된 자세를 연습한다.

어느 자세에서나 가능한 한 몸에서부터 멀리 스트레칭하며, 필요하면 선반, 의자의 등받이나 앉는 면, 발포 블록, 쌓아 놓은 책 등을 지지대로 사용한다. 목의 안전을 위해 어깨로 서는 자세(13번 자세)에서는 반드시 어깨와 위팔을 담요나 발포 블록으로 받쳐준다. 머리가 목보다 낮아야 한다.

1 다리를 포개고 앉는 자세

2단계 프로그램은 편안한 수카 아사나(38쪽 참조)로 시작하여, 양팔을 머리 위로 펴는 파르바타 아사나(201쪽 참조) 자세를 한다. 몸을 충분히 펴서 이 자세를 20초간 유지한다.

2와 3 다리를 뻗어 펴는 자세

고관절을 펴고 우티타 하스타 파당구스타 아사나 I과 2(70~71쪽 참조) 자세로 엉덩이와 다리 근육을 깨어나게 한다. 이 자세를 1분간 유지하는 것을 목표로 한다.

4 나무 자세

이번에는 등을 벽에 붙이고 손으로 발을 잡아 밧다 코나 아사나(110쪽 참조) 자세로 이완시킨다. 1분 이상 이 자세를 유지할 수도 있다.

5와 6 누워서 다리를 펴는 자세

다리를 펴는 자세인 숩타 파당구스타 아사나 1과 2(146~147쪽 참조)를 매트에 누워 한다. 양쪽 다리를 교대로 들어 올리고 펴주는 자세를 1분 이상 유지한다. 몇 초 동안 휴식하고 끝낸다.

7 박쥐 자세
우파비스타 코나 아사나(111쪽 참조) 자세로 양쪽 다리를 옆으로 쭉 편다. 앞으로 굽히면서 숨을 내쉬는 것을 잊지 않는다. 이 자세를 20초간 유지하고 잠시 쉬고 끝낸다.

8 머리를 무릎에 대는 자세
자누 시르사 아사나(114~115쪽 참조)는 다리를 펴는 다음 두 자세에서 몸의 위치가 좀 다른 것이 특징이다. 먼저 오른쪽으로 하고 이어 왼쪽으로 한다. 각각 30초 정도 자세를 유지한다. 이것은 휴식하는 자세이므로 몸을 이완시킨다.

9 삼지 자세
엉덩이 위치는 그대로 두고 트리앙가 무카이카파다 파스치모타나 아사나(118~119쪽 참조) 자세로 몸통을 앞으로 편다. 앉아서 앞으로 구부리는 이 두 번째 자세는 이완하는 자세이다. 양쪽으로 각각 30초 정도 유지한다.

10 앉아서 앞으로 구부리는 자세
앞으로 굽히기 동작 세 가지를, 양쪽 다리를 펴서 앞으로 굽히는 이 파스치모타나 아사나(122~123쪽 참조) 자세로 끝낸다. 이것은 휴식하는 자세이며, 가능하면 1분 정도 유지한다.

11 인어 자세 1
앞으로 구부리는 자세를 바라드바자 아사나 1(162~163쪽 참조) 자세로 이어 계속한다. 엎치 등을 오른쪽으로 돌리고 다음에 왼쪽으로 돌린다.

양쪽으로 각각 30초간 유지한다.

12 현자 자세
마리치 아사나(166쪽 참조)에서는 등을 충분히 펴준다. 양쪽으로 적어도 20초간 유지하고 무릎을 굽히고 몇 초 쉰다.

13 어깨로 서는 자세와 쟁기 자세
두 가지 물구나무서기 자세인 살람바 사르반가 아사나와 할라 아사나(186~187쪽 참조)를 이어서 3분 정도 유지하면 기운이 난다.

14 배를 비트는 자세
적극적인 동작인 마시쟈인 사나라 파리마르디나 아사나(138~139쪽 참조)로 다리를 한쪽으로 그리고 다른 쪽으로 돌려 등 운동을 한다. 양쪽으로 20초 정도 연습한다.

15 시체 자세
10분 동안 시체 자세(사바 아사나, 64~65쪽 참조)로 쉬어 끝낸다.

3단계 프로그램

좀더 복잡한 자세를 연습하려면 몸, 특히 다리가 강하지 않으면 안 되기 때문에 이 프로그램에는 셋째 장의 기본적인 자세 중에서 삼각 자세나 무릎 꿇고 앞으로 구부리는 자세 등이 몇 개 포함되어 있다. 프로그램을 서서 하는 자세로 시작하는 것은 몸을 충분히 펴주는 것이 필수적이기 때문이다. 이 프로그램에서는 에너지의 활성화에 집중한다. 처음에 서서 하는 자세로 몸을 깨어나게 하고, 다음에 뒤로 젖히기로 몸과 마음에 자극을 준다. 뒤로 젖히기에 집중하며 극도로 몸을 펴서 등뼈의 가동성을 높인다. 자세를 계속하는 데 75분 정도가 걸리는데, 서두르지 않는 것이 중요하다. 이 프로그램은 적어도 1주일에 한 번은 연습한다.

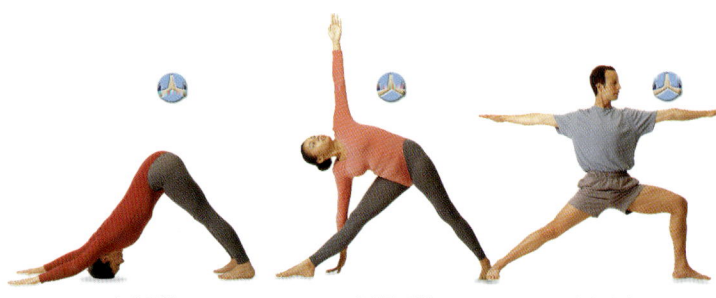

1 개 자세
아도 무카 스바나 아사나
(130~131쪽)

2 삼각 자세
우티타 트리코나 아사나
(46~47쪽)

3 전사 자세 2
비라바드라 아사나 2
(78~79쪽)

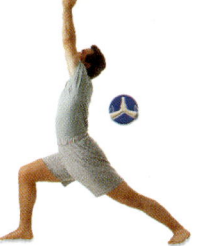
4 전사 자세 1
비라바드라 아사나 1
(82~83쪽)

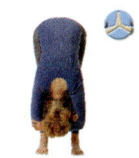
5 서서 앞으로 구부리는 자세
우타나 아사나 1(75쪽)

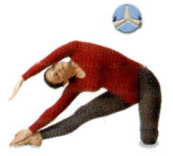
6 빗장 자세
파리가 아사나
(134~135쪽)

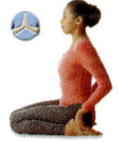
7 영웅 자세
비라 아사나
(107쪽)

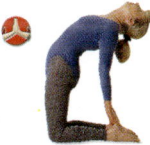
8 낙타 자세
우스트라 아사나
(178~179쪽)

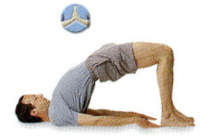
9 다리 자세
사르반가 아사나 세투 반다
(170~171쪽)

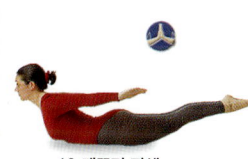
10 메뚜기 자세
살라바 아사나(174~175쪽)

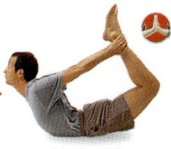
11 활 자세
다누라 아사나
(182~183쪽)

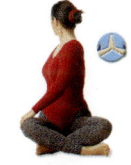
12 다리를 포개고 비트는 자세
수카 아사나의 비틀기 자세
(158~159쪽)

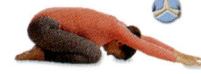
13 무릎 꿇고 앞으로 구부리기
(54쪽)

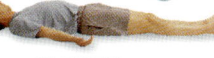
14 시체 자세
사바 아사나 1(64~65쪽)

뒤로 젖히기에 집중한다

이것은 자극을 주는 연습이지만 처음 몇 분 동안 다리를 포개고 앉는 자세나 영웅 자세로 마음을 안정시키면 좋다. 이렇게 하면 노력이 필요한 자세도 잘할 수 있다. 그러나 이 프로그램에는 앞으로 구부리기와 같은 편안한 휴식 자세가 동작 사이에 몇 개 포함된다.

연습 후반에는 연속적으로 척추를 뒤로 젖혀 가랑이에서부터 목까지 몸통을 늘이며 척추를 펴준다. 이렇게 하여 가슴과 몸 앞쪽을 열어 편다. 뒤로 젖히기와 비틀기 자세는 고난도 스트레칭이므로 동작을 끝낸 후에 발뒤꿈치에 앉거나 가슴에 무릎을 모아 안고 휴식할 필요가 있다. 다른 프로그램에서처럼 마지막에는 시체 자세로 5~10분간 쉰다. 이 프로그램이 활력을 주는 효과가 있다는 것을 느낄 것이다.

1. 개 자세
근육에 힘을 주는 자세인 아도 무카 스바나 아사나(130~131쪽 참조)로 몸을 펴주고 마음을 이완시킨다. 이 자세를 1분간 유지한다.

2 삼각 자세
다리를 강하게 만들기 위해 우티타 트리코나 아사나(46~47쪽 참조)가 포함되어 있다. 좌우 각각 20초간 자세를 유지한다.

3. 전사 자세 2
몸을 깨어나게 하는 서서 하는 자세 비라바드라 아사나 2(78~79쪽 참조)로 계속된다. 양쪽으로 각각 20초간 유지한다.

4 전사 자세 1
비라바드라 아사나 I(82~83쪽 참조)로 몸을 펴는 것에 의식을 집중한다. 양쪽으로 최대한 15초간 자세를 취한다.

5 서서 앞으로 구부리는 자세
서서 하는 자세를 우타나 아사나 1(75쪽 참조)로 끝내서 심장박동과 신경의 긴장을 안정시킨다. 영엉이에서부터 구부리고, 다리를 곧게 편다. 1분 이상 자세를 유지하고 코로 정상적으로 숨 쉰다.

6 빗장 자세
잠시 무릎을 꿇고 앉는 파리가 아사나(134~135쪽 참조)는 이 프로그램의 중심이다. 이 자세는 몸 양쪽을 차례로 펴준다. 양쪽을 각각 10초간 유지한다.

7 영웅 자세
비라 아사나(107쪽 참조) 동작을 제대로 하여 좌꿇이 발에 닿게 하면 발, 발목, 무릎이 펴진다. 이완시키는 이 자세를 1분 이상 유지한다.

8 낙타 자세
연속된 뒤로 젖히기의 첫 단계는 우스트라 아사나(178~179쪽 참조)이며 등뿐만 아니라 척추 전체를 펴준다. 이 자세를 10초간 유지하고 발뒤꿈치 뒤로 앉아 쉰다.

9 다리 자세
두 번째 뒤로 젖히기는 등을 활처럼 구부리는 사르반가 아사나 세투 반다(170~171쪽 참조)이다. 이 자세를 10초간 유지하고 다리를 굽히고 발을 매트에 대고 쉰다.

10 메뚜기 자세
살라바 아사나(174~175쪽)의 뒤로 굽히는 자세는 다리와 상체를 들어 올려 등을 고난도로 스트레칭한다. 이 자세를 10초간 유지한다.

11 활 자세
다누라 아사나(182~183쪽 참조)는 연속된 뒤로 젖히기 자세의 마지막이며, 척추 관절 운동이 된다. 이 자세를 10초 유지한다.

12 다리를 포개고 비트는 자세
수카 아사나(158~159쪽 참조) 자세에서 척추를 비틀어준다. 등을 곧게 펴고 몸통은 앞을 향한 상태로 회전한다. 이 자세를 15초간 유지한다.

13 무릎 꿇고 앞으로 구부리기
단순한 앞으로 굽히기(54쪽 참조)로, 몸비틀기 자세 다음에 허리를 쉬게 한다. 이 자세를 2분 이상 유지한다.

14 시체 자세
동작하는 데 많은 노력이 필요한 이 프로그램 후에 사바 아사나 1(64~65쪽 참조)로 5~10분 충분히 이완시키는 것이 반드시 필요하다.

스트레스와 피로의 해소

이 짧은 동작은 하루 일과 후에 좋은 피로 회복 수단이 된다. 피곤하거나 스트레스나 불안을 느낄 때, 또는 단지 몸을 좀 돌봐야겠다고 생각할 때 가볍게 할 수 있다. 이것은 몸과 마음을 이완시키는 네 가지 자세로 구성된 간단한 프로그램으로, 피로를 없애주며 힘들이지 않고도 몸과 마음의 기력을 회복할 수 있다. 이 프로그램이 그런 작용을 하는 이유는 이러한 자세가 수동적이며, 한 자세에서 몸을 펴고 다음 자세에서 몸을 들어 올리고 또 다른 자세에서 마음을 집중시켜도 몸을 격렬하게 움직이거나 강하게 펴지 않기 때문이다. 이 프로그램은 대략 20~25분 정도 걸리지만 각 자세에서 자신이 필요하다고 느끼는 시간 만큼 이완시켜도 좋다.

1 다리를 포개고 앉기

수카 아사나(38쪽 참조)로 1~2분 다리를 포개고 앉아 눈을 감고 마음을 안정시킨다.

벽에 붙인 발포 블록 위에 앉아 등을 받친다. 코로 정상적으로 숨 쉬며 자신의 호흡음에 귀를 기울인다.

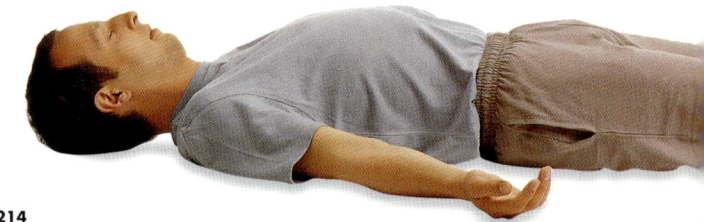

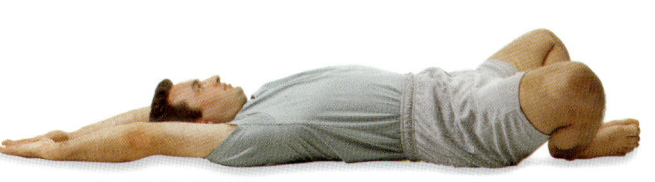

2 누워서 하는 나비 자세
숩타 밧다 코나 아사나(126~127쪽 참조)로 등을 쉬게 한다. 이때 마음을 편안하게 하고 몸을 이완시킨다. 이 자세는 특히 월경 중 여성에게 도움이 된다.

3 뻗은 다리를 펴는 자세
누워 벽을 지주로 삼아 다리를 위로 펴는 우르드바 프라사리타 파다 아사나(62~63쪽 참조)로 다리의 통증을 해소한다. 이 자세는 허리의 통증도 완화한다.

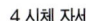

4 시체 자세
모든 동작은 시체 자세(64~65쪽 참조)로 끝낸다. 이 자세로 몸을 완전히 이완시킨다. 정상적으로 숨쉬기에 주의를 기울이고, 천천히 시간을 들여 숨을 내쉰다.

추천의 말

〈건강의 시크릿 시리즈〉는 크기는 작지만 각각의 건강 요법에 대한 내용들이 압축적으로 잘 정리되어 있어 적극 추천하고 번역까지 하게 되었다. 세계적으로 널리 알려진 주요 대체 요법들의 최신 정보를 전하며 심신의 건강은 물론 생활 습관, 인테리어, 식습관 등 일상에서 활용할 수 있는 자료들이 풍부하다.

물론 이 시리즈는 어느 특정 질병에 대한 치료법이 아니기에 신체에 이상 증세가 있다면 반드시 의사와 상담해야 한다. 하지만 병원을 찾기 전에는 그 중요성을 놓치기 쉬운 건강이란, 사실 일상에서 비롯되는 것이다. 이처럼 생활 속에서 건강 습관을 실천하는 데 본 시리즈가 좋은 길잡이가 되어줄 것이다.

김영설 | 경희대학교 의대병원 내과 교수, 경희대학교 의학전문대학원 원장

건강 유지에는 일상생활과 관련된 주위 환경과 생활 습관이 매우 중요하다. 평소 무의식적인 편식, 나쁜 자세와 불규칙한 호흡, 긴장 등 매일매일 취하는 잘못된 습관으로 우리의 건강은 잘못될 수 있다. 특히 요즘처럼 변화가 심하고 스트레스가 많은 시대에는 몸과 마음의 '웰빙'을 추구하기란 말처럼 쉽지가 않다. 자연의 원리에서 출축한 실용적인 건강 요법을 소개하는 〈건강의 시크릿 시리즈〉는 이에 대한 다양한 해결법을 제시한다. 특히 한의학의 생기능의학 분야에서 추구하는 몸과 마음의 활력, 조화, 균형 등을 강조하고 있기도 하다. 심신의 안정감과 우리 몸의 자연치유력을 높일 수 있는 본 시리즈를 적극 추천한다.

박영배 | 경희대학교 한의대병원 진단·생기능의학과 교수

관련 단체

건강 요가 재단
UK and worldwide HQ
Ickwell Bury Biggleswade
Bedfordshire, SG18 9EF
Tel : 01767 627271
Fax : 01767 627266
하타요가와 환자에게 특성화된 요가를 가르치는 전세계적인 단체

디바인 생활 단체
Shivananddear PT
Tehri-Garhwal Uttar
Pradesh India
요기의 세계회를 활성화하는 것에 목적을 둔 단체

브라이턴 자연 건강 센터
27 Regent Street Briton
BN1 1UL
Tel : (01273) 600 010
치료 요법의 분야를 제공하며 대체 건강법과 보완적인 학습을 교육하는 센터에서 요가와 기타 운동 요법의 강좌를 열고 있다.

시바난다 요가
Vedanta Centre 51
Felsham Road, London
SW15
Tel : [020 8] 780 0160
시바난다 요가, 기본적인 호흡, 명상에 대한 정보

영국 요가 단체
1 Hamilton Place Boston
Road Stamford
Lincolnshire NG34 7ES
Tel : 01529 306851
www.members.aol.com/whoolyoga
영국 전역의 요가 단체와 협회에 대한 정보

요가 생의학 센터
4th Floor, 60 Great
Ormond Street, London
WC1N 3HR
Tel : [020 7] 419 7195
요가의 치료 효과를 연구하는 왕실 런던 동종요법병원에서 교육하고 연구하는 단체

요가 저널
www.yogajournal.com
요가의 모든 분야에 대한 유용한 정보를 싣는 잡지 요가 사이트
www.yogasite.com
일반적인 정보 웹사이트

호주 요가 치료 협회
7/71 Ormond Road
Elwood, Victoria, 3184
Tel : (03) 9525 6951

용어 해설

가랑이 배의 가장 아래쪽과 허벅지의 가장 위 사이에 있는 움푹한 곳. 두 가랑이가 골반 중심에서부터 밖과 위로 경사를 만들고 있다.

굽힌다 몸을 구부리기 위해 근육을 수축하는 것.

늘인다 몸을 바로 하거나 펴서 몸을 길게 펴는 것.

만트라 정신을 집중시키기 위해 사용하는, '옴'과 같이 신성한 말 또는 소리.

몸통 머리, 팔, 다리를 제외한 몸의 중심 부분. 체간이라고도 한다.

수동적 자세 몸을 펴는 것 외에는 자세를 바꾸지 않는 요가 자세.

아사나 요가의 자세

아헹가 요가 요가의 유파의 하나이며 인도인 지도자 B. K. S. 아헹가에 의해 설립되었다.

요가 조화 또는 결합.

프라나야마 에너지를 확대시키는 기법이며, 특별한 호흡 운동이 포함된다.

프라티아하라 오감을 조절하는 것.

하타 요가 아사나 연습, 호흡, 정화 과정 등을 통하여 절대적인 결합 또는 깊은 명상에 이르도록 하는 가르침. 약 1,000여 년 전부터 시작된 요가의 전통적 행법이다.

요가 자세(아사나)

산스크리트어	우리말 이름
가루다 아사나	팔 비틀기 자세
고무카 아사나	손 마주잡기 자세
다누라 아사나	활 자세
단다 아사나	지팡이 자세
미리차 아사나	현자 자세
바라드바자 아사나	인어 자세
밧다 코나 아사나	나비 자세
브룩사 아사나	나무 자세
비라 아사나	영웅 자세
비라바드라 아사나	전사 자세
사르반가 아사나	어깨로 서는 자세
사르반가 아사나 세투 반다	다리 자세
사바 아사나	시체 자세
살라바 아사나	메뚜기 자세
살람바 사르반가 아사나	어깨로 서는 자세
수카 아사나	다리를 포개고 앉는 자세
숩타 밧다 코나 아사나	누워서 하는 나비 자세
숩타 비라 아사나	누워서 하는 영웅 자세
숩타 코나 아사나	다리를 크게 벌린 쟁기 자세
숩타 타다 아사나	누워서 하는 산 자세
숩타 파당구스타 아사나	누워서 다리를 펴는 자세
이난타 아사나	불멸의 자세
아도 무카 스바나 아사나	개 자세
아르다 나바 아사나	반 배 자세
아르다 찬드라 아사나	반달 자세
에카 파다 사르반가 아사나	한 다리 어깨로 서는 자세
우르드바 프라사리타 파다 아사나	다리 펴기 자세
우스트라 아사나	낙타 자세
우카타 아사나	의자 자세
우타나 아사나	서서 앞으로 구부리는 자세
우티타 트리코나 아사나	삼각 자세
우티타 파르스 바코나 아사나	옆으로 기울여 펴는 자세
우티타 하스타 파당구스타 아사나	다리를 뻗어 펴는 자세
우파비스타 코나 아사나	박쥐 자세
자누 시르사 아사나	머리를 무릎에 대는 자세
자타라 파리바르타나 아사나	배를 비트는 자세
차투랑가 단다 아사나	사지 지팡이 자세
타다 아사나	산 자세
트리앙가 무카이카파다 파스치모타나 아사나	삼지 자세
파르바타 아사나	손가락 깍지 끼기
파르스바이카 파다사르반가 아사나	비스듬하게 한 다리 어깨로 서는 자세
파르스보타나 아사나	몸 옆을 강하게 펴주는 자세
파리가 아사나	빗장 자세
파리브르타 트리코나 아사나	비튼 삼각 자세
파리푸르나 나바 아사나	노를 가진 배 자세
파스치모타나 아사나	앉아서 앞으로 구부리는 자세
프라사리타 파도타나 아사나	다리를 벌려 펴는 자세
할라 아사나	쟁기 자세

찾아보기

ㄱ
가랑이 관절 펴기 110~113
가루다 아사나 194~195, 197
개 자세 130~133, 204, 210, 212
계획 세우기 202
고관절 112~113, 148
고무카 아사나 194, 196~197
고혈압 9
골다공증 9
골반 26~27, 40, 44
공황 28
과도한 호흡 28
관절염 198, 200
구두 직공 자세 110~113
균형 60, 88, 144, 188
기도 자세 94~97, 200
깍지 끼기 198, 201

ㄴ
나마스테 자세 94~97, 196, 200
나무 자세 36, 58~61
나비 자세 110, 112~113, 206, 208
나선형 만들기 164

낙타 자세 178~181, 211, 213
난이도 206
노를 가진 배 자세 142~145
누워서 다리를 펴는 자세 146~149, 207, 208
누워서 하는 나비 자세 126~129, 215
누워서 하는 영웅 자세 150~153
니야마 13

ㄷ
다누라 아사나 182~185
다리를 뻗어 펴는 자세 70~73, 206, 208, 215
다리 자세 170~173, 211, 213
다리를 벌려 펴는 자세 98~101, 207, 209
다리를 포개고 앉는 자세 31, 36, 38, 40, 201, 206, 208, 214
다리를 포개고 비트는 자세 158~161, 204, 211, 213
단다 아사나 106, 108, 205
등 비틀기 자세 74~75
디아나 명상 33

ㄹ
라마누자 17
라자 요가 15, 16

ㅁ
마리챠 아사나 74, 166, 167, 169
마리치 74, 166
마사지 140
마음 30~31
마음의 평온 32~33
마하바라타 162
만트라 요가 17
머리를 무릎에 대는 자세 114~117, 207, 209
메닝거 연구소 21
메뚜기 자세 174~177, 215
명상 8, 12, 14~17, 20~21, 30~31, 33, 40
몸 전체를 펴는 자세 40~41, 48
몸통 104, 108, 216
무릎 9, 40~41
무릎 꿇고 앞으로 구부리기 54, 56, 211, 213
무릎을 굽혀 앉는 자세 106~109
물구나무서기 69, 188

ㅂ

바가바드 기타 14
바라드바자 아사나 1 162~165
바크티 요가 17
박쥐 자세 110~113
반 배 자세 142~145
반달 자세 86~89
반복 운동 과다 손상(RSI) 198
발 120~121
밧다 고나 아사나 110~113
배 자세 142~145
배 비틀기 자세 138~141, 207, 209
복장 25
불멸의 자세 154, 156~157
붓다 15, 16, 40
브라만 17
브륵샤 아사나 58~61
비라 아사나 106~109
비라바드라 아사나 1 82~85
비라바드라 아사나 2 78~81
비스타 코나 아사나 110~113
비시누 156

비틀 삼각 자세 102~105
비폭력 12
빗장 자세 134~137, 211, 213

ㅅ

사르반가 아사나 세투 반다 170~173
사마디 상태 33
사바 아사나 29, 37, 64~65, 205
사지 지팡이 자세 154~157
산 자세 36, 42~43, 44
살라바 아사나 174~177
살람바 사르반가 아사나 186~189
삼각 자세 36, 46~49, 210, 212
3단계 프로그램 210~213
삼지 자세 118~121, 207, 209
손 마주 잡기 자세 194, 196~197
손가락 비틀기 199, 200
손을 위한 요가 198~201
수카 아사나 38, 158~161, 201

수트라 13, 17
슙타 밧타 코나 아사나 126~129
슙타 비라 아사나 150~153
슙타 코나 아사나 191, 192~193
슙타 타다 아사나 38~39, 40~41
슙타 파당구스타 아사나 1 146~149
슙타 파당구스타 아사나 2 147~149
스바트마라마 17
스키 92
스트레스 8, 21, 28, 32, 64, 214~215
시체 자세 37, 64~65, 205, 207, 209

ㅇ

아난타 아사나 154, 156
아도 무카 스바나 아사나 130~133
아르다 나바 아사나 142~145
아르다 찬드라 아사나 86~89

아헹가, B. K S 17, 18~19
아헹가 요가 20, 21, 216
앉는 자세 26~27, 106~109
앞으로 구부리는 자세 54~57, 75, 76~77, 122~125, 207, 209, 211, 212
어깨로 서기 186~193, 205, 207, 209
어깨를 위한 요가 194~197
어지럼증 9, 28
에카 파다 사르반가 아사나 190, 192
연꽃 자세 15, 40
열반 16
영웅 자세 106~109, 211, 213
영창 8
옆으로 기울여 펴는 자세 36, 50~53, 94, 97, 136
요가 교실 8, 24, 219
요가 연습 프로그램 만들기 204~207
우르드바 프라사리타 파다 아사나 62~63
우스트라 아사나 178~181
우울증 32
우카타 아사나 90~93
우타나 아사나 75~77

우티타 트리코나 아사나 46~49
우티타 파르스바코나 아사나 50~53
우티타 하스타 파당구스타 아사나 1 70, 72~73
우티타 하스타 파당구스타 아사나 2 71, 72~73
우파니샤드 14
우파비스타 코나 아사나 110~113
월경 9
의자 자세 90~93
2단계 프로그램 206~209
이완법 28~29, 64~65, 214~215
인간 관계 32
인공 고관절 시술 9
인더스 문명 14
인도 18, 19
인어 자세 1 162~165, 207, 209
일시적 의식 상실 28
임신 9

ㅈ
자누 시르사 아사나 114~117

자타라 파리바르타나 아사나 138~141
쟁기 자세 186~189, 205, 207, 209
전사 자세 1 82~85, 211, 212
전사 자세 2 78~81, 210, 212
전인적 연습 68~69
제2차 세계대전 18
조절 32~33, 188
주의사항 9
준비하기 24~25
중력 26
즈나나 요가 16
지팡이 자세 106, 108

ㅊ
차투랑가 단다 아사나 154, 155, 157
척추 26~27, 36, 40, 44, 74~77, 116, 160
추간판 탈출증 9

ㅋ
카르마 요가 14, 16
칼리다사 78

ㅌ
타다 아사나 36, 42~43,

44, 48, 60, 68, 205
탄트라 요가 17
트리앙가 무카이카파다 파스치모타나 아사나 118~121

ㅍ

파드마 아사나 15
파라마한사 요가난다 18
파르스바이카 파다 사르반가 아사나 109, 102
파르스보타나 아사나 94~97, 196
파리가 아사나 134~137
파리브르타 트리코나 아사나 102~105
파리푸르나 나바 아사나 142~145
파스치모타나 아사나 122~125
파탄잘리 13, 17, 33
팔 비틀기 자세 195, 197
편두통 9
프라나야마 17, 21, 216
프라사리타 파도타나 아사나 98~101
프라티아하라 33, 216
피로 214~215

ㅎ

하타 요가 17, 18, 21, 216
『하타 프라디피카』 17
할라 아사나 186~189
현자 자세 166~169, 207, 209
혈압 21
호흡 8, 12, 17~18, 20~21, 28~30, 37
활 자세 182~185, 211, 213
휴식 128~129, 204~205
히말라야 산맥 15
힘 132~133

사진 제공

The Bridgeman Art Library / British Library, London, UK 16t/ British Museum, London, UK 14b: Corbis/ Morton Beebe 18t/Alison Wright 15t: The Images Bank 20;/ Rex Features/ The Times 8, 18b, 19t; Tony Stone Images / Laurie Cambell 30b /Davies and Starr 14t / Darrell Gulin 58t/ Donald Johnson 42t

건강의 시크릿
요가

초판 1쇄 | 2009년 9월 20일

지은이 | 제니 비틀스톤
옮긴이 | 김영설 · 박영배
펴낸이 | 송영석

펴낸곳 | (株) 해냄출판사
등록번호 | 제10-229호
등록일자 | 1988년 5월 11일

서울시 마포구 서교동 368-4 해냄빌딩 5 · 6층
대표전화 | 326-1600 **팩스** | 326-1624
홈페이지 | www.hainaim.com

ISBN 978-89-7337-022-1
ISBN 978-89-7337-021-4(세트)

파본은 본사나 구입하신 서점에서 교환하여 드립니다.

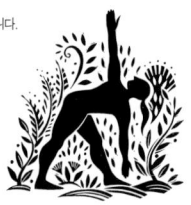